不可思议的人类

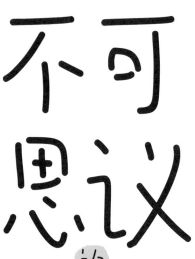

咪咕 —— 著

21件
小事
逆转衰老

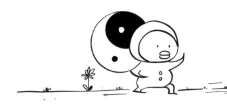

Amazingly
back to youth!

中国轻工业出版社

这本书的故事

轻健身、轻断食等全球瘦身革命发起人麦克尔·莫斯利博士，在庆祝了自己65岁生日之后，开始思考一个重要的问题：在他的家族中，还没有一位男性的寿命超过74岁。

莫斯利博士希望自己能打破家族的寿命纪录，于是他开始尝试寻找更加健康的长寿方法。他去拜访全球各地的"超级寿星"，这些人有一个共同的特点——"年老"对他们而言并不意味着"体衰"。

由中国移动咪咕公司与BBC Studios联合出品的纪录片《不可思议的人类》，向我们讲述了这些超级寿星的活力故事。莫斯利博士在片中担任主持人，体验他们的生活方式，并将他们的故事带给前沿科学领域的专家，后者从各自专业的科学角度为我们揭示了这些千姿百态的生活方式对于生命活力的意义。同时，莫斯利博士也拜访了尖端的科学研究团队，这些科研人员正在努力尝试，让衰老成为过去，探索人类不可思议的生命潜能。

本书内容由纪录片《不可思议的人类》改编而成，保留了原纪录片的精彩故事，对片中涉及科学研究的部分有更细致的阐述，并增加"多了解自己一点"小栏目，有助于读者更好理解内容。前沿科学研究在原纪录片中给出的健康生活方式建议，在本书中梳理为21件简单易行的小事。我们在每一件小事上的坚持，最终都能够帮我们对抗甚至逆转年龄对我们的影响。

目 录

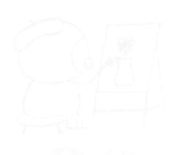

01

激活大脑

很多人发现，随着年龄的增长，我们的大脑功能似乎出现衰退迹象——记忆力减退、学习能力不如从前，也更容易焦虑。好消息是，虽然这些现象普遍存在，但它们并非不可逆转。我们可以通过一些"小动作"来改善大脑功能。

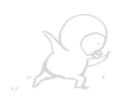

运动促进记忆力

经常找不到钥匙？变得健忘？这很可能是因为我们大脑的血流量减少了，而血液能够将能量输送到大脑，维持包括记忆力在内的大脑功能。大脑血流量的减少还可能导致痴呆症！

不过，现在科学家们开始相信，大脑血流量随年龄增长而减少的现象，并非不可避免。

当你跳出飞机后，那是一种非常自由的感觉，无拘无束。人们认为我是在自寻死路，但我其实在寻找生命的力量，让生命变得更加圆满。我的记忆力很好，也从来没有感到力不从心。我的目标是活到107岁。

主动缺氧换取记忆力

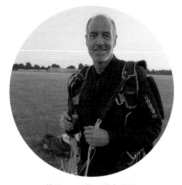

戴恩，73 岁，跳伞教练

戴恩已经70多岁了，自从17岁生日那天第一次跳伞开始，他就爱上了这项运动。现在，在为比赛团队做教练的同时，戴恩仍能保持每天12次的跳伞实战训练。他相信，跳伞让他的大脑和身体保持了年轻的状态。

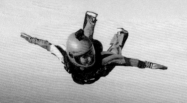
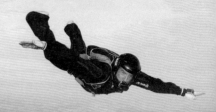

　　英国南威尔士大学的一项新研究表明，戴恩可能是对的。虽然海拔4600米的高空环境又冷又危险，能够维持我们大脑正常运转的氧气少之又少，但是暴露在高海拔环境中，或许真的能够改善大脑功能。这项研究由达米安·贝利教授完成，莫斯利博士拜访了他的实验室，成为实验的受试者之一。

　　随着年龄的增长，我们的大脑血流量开始减少，而血液又担负着输送能量的任务，我们需要血液提供的能量来维持记忆功能。贝利教授准备通过比较戴恩与莫斯利博士的大脑，探究高海拔的缺氧环境是否有益于改善大脑的血流量，从而改善记忆功能。

　　实验由两轮测试组成。第一轮测试在氧气正常的水平下进行，受试者们要努力记住屏幕上出现的30个单词，同时，研究者会监测受试者大脑的血流量。

　　第二轮测试则在模拟海拔4600米大气环境的实验

舱里进行，氧气含量会降到12%，为受试者带来巨大的生理压力，包括头晕和心跳加快。受试者在实验舱里会接受与刚刚同样的记忆力测试和大脑血流量监测。

对于不跳伞的莫斯利博士来说，同样的单词在第二轮测试中变得更难记住了；而多年坚持跳伞的戴恩则在低氧的实验舱里感到更加平静和自信。两次的测试结果表明，戴恩在低压实验舱里的短期记忆比不跳伞的莫斯利博士要好很多，并且，在缺氧的实验舱里，他的大脑血流量反而增加许多，几乎超过四五十岁的成年人大脑血流量，远远超过了莫斯利博士。

经由大脑的血流量越大，就说明有越多的氧气被输送到大脑中与记忆力相关的区域。我们的大脑在六十几岁时的血流量会比在二十几岁的

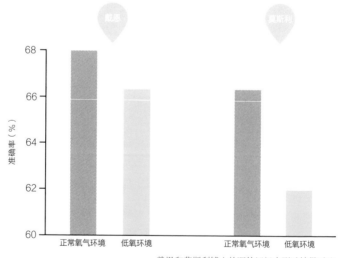

戴恩和莫斯利博士的两轮记忆力测试结果对比

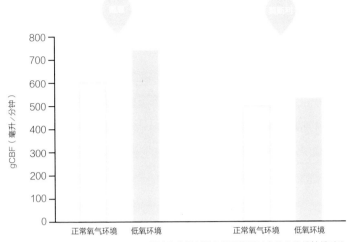

戴恩和莫斯利博士的两轮测试大脑血流量结果对比

时候减少25%～30%，从而导致不可修复的细胞损伤、认知障碍和记忆力衰退。这就是衰老带来的结果。我们的记忆力变差是因为脑供血减少了，大脑得到的能量也相应减少了。据此推论，如果我们能给大脑提供足够的能量，那么大脑的记忆力就会得到改善。

达利教授认为，有50多年跳伞经验的戴恩，由于长期暴露在低氧环境中，他的身体似乎总是能对缺氧环境做出对抗反应。无论是在空中还是地面上，他的大脑供血量在缺氧环境下都会增加，进而增加了大脑中的能量，能够更好地开展认知活动。

在以色列开展的一项研究则进一步支持了达利教授的推论。30名成年人每周5次暴露在模拟缺氧的环境中，连续进行12周，结果表明，他们的总体认知能力提高了5%。

迈开腿，记得牢

跳伞听上去太挑战了？好消息是，有一种简单的运动同样能让我们走出舒适区，同时提高我们的记忆力。那就是间歇性高强度训练（HIIT）。也许这个词会让你想到健身房里大汗淋漓的场面，但其实，我们完全可以根据自己的身体状况制定个性化的训练内容，比如快步走路。

加拿大麦克马斯特大学的珍妮弗·海丝博士负责一项关于间歇性高强度训练（HIIT）对于记忆力影响的研究。她为60岁以上的久坐人群制订了一项为期12周的HIIT计划，参与者先进行4分钟的快速行走，直到气喘吁吁，说话困难，之后再进行3分钟的缓慢行走。

仅仅12周以后，测量数据显示，参与者的记忆力提高了30%。而且，相对于拉伸和常规步行，间歇行走对于记忆力的改善效果更加明显。

海丝博士认为，这不仅仅是因为加强锻炼增加了大脑的血流量，更关键的因素可能是乳酸。

乳酸堆积最明显的感觉就是肌肉的灼烧感。进行剧烈运动时，身体

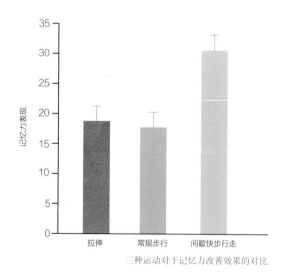

三种运动对于记忆力改善效果的对比

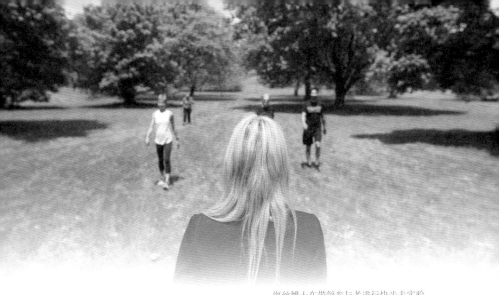

海丝博士在带领参与者进行快步走实验

通常无法向肌肉输送足够的氧气来支持肌肉运动,因此身体会产生乳酸,为肌肉提供更多能量,而乳酸也会进入大脑中与记忆功能密切相关的海马体等区域。在海马体,乳酸可以促进脑源性神经营养因子的激素分泌,从而有助于新脑细胞的生长,进而改善记忆力。

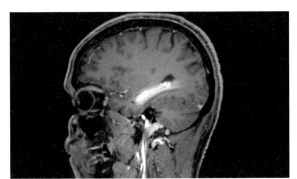

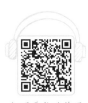

扫码看乳酸作用

海马体在大脑中的位置

小事 NO.1 — 快步走走

进行HIIT运动训练，不一定要去健身房。迈开腿，快步走走，为我们的大脑加点养分。在公园里散步，就能让我们的肌肉燃烧起来，呼吸变得急促，促进我们脑细胞的增加，提高我们的记忆力。

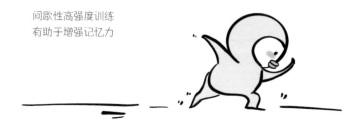

间歇性高强度训练
有助于增强记忆力

要不要尝试跳伞呢？虽然长期压力会损害健康，但是别忘了，在任何年龄，都要勇于挑战自我。毕竟，"那些打不倒我们的，会让我们更强大。"

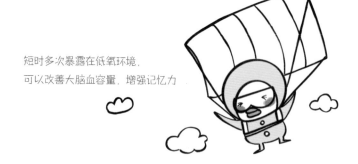

短时多次暴露在低氧环境，
可以改善大脑血容量，增强记忆力

多了解自己一点

海马体： 又名海马回、海马区、大脑海马，位于大脑丘脑和内侧颞叶之间，形状弯曲似海马，因而得名。人体大脑内有两个海马体，分别位于左右脑半球。它是组成大脑边缘系统的一部分，主要负责短时记忆的存储转换和定向等功能。在阿尔茨海默病中，海马体是首先受到损伤的区域：表现症状为记忆力衰退以及方向知觉的丧失。大脑缺氧（缺氧症）以及脑炎等也可导致海马体损伤。

间歇性高强度训练（HIIT）： 指在短时间内进行全力、快速、爆发式运动，使得身体对氧气的需求增加，并且制造缺氧状态，导致身体在恢复期间需要更多氧气的一种训练方式。

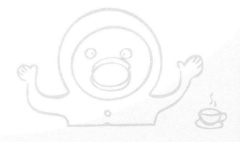

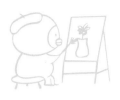

学习让人更年轻

你知道吗？除了记忆力下降，我们的大脑还会因年老而萎缩，造成日常生活的不便。不过好消息是，恢复年轻时的好奇心，像年轻时一样去学习新技能，或许能让我们的大脑重返青春！

随着年纪越来越大，我和大部分人一样都害怕患上阿尔茨海默病等痴呆症，而现在，我同时学习绘画、西班牙语和使用平板电脑，这让我学会了接受一些挑战。我的躺椅出了故障，我就在视频网站上学习如何修理，把躺椅拆开，然后又组装起来。

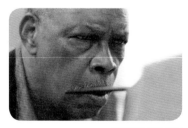

吉姆在认真地绘画

学习使大脑逆生长

74岁的吉姆·瑞安是一项实验当中的志愿者，该实验由加利福尼亚大学河滨分校的心理学副教授蕾切尔·吴（Rachel Wu）博士组织开展。

吴教授对孩子如何学习新技能非常感兴趣。她指出，孩子所处的

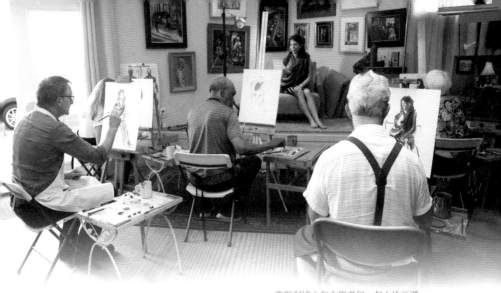

莫斯利博士和志愿者们一起上绘画课

外部环境是鼓励他们学习新东西的，他们有老师，也不怕犯错误，可以同时学习许多新技能，这种能力似乎会随着年龄增长而减弱。同时，她相信，如果成年人将自己重新置于持续和多样化的学习模式中，会有巨大的改变。

为了验证这一猜想，吴教授招募了大约30位年龄在58~86岁的志愿者，他们需要在3个月的时间里同时学习至少三种新技能。74岁的吉姆要在12周的时间里学习绘画、西班牙语和使用平板电脑。

吉姆坦言，他在刚开始学习绘画的时候感到很害怕，"我甚至都不敢在画布上下笔，不过，第一笔之后，我就一笔一笔地，慢慢地画了起来。即便你并不需要卖掉作品，也不希望自己把狗画成马。"现在，吉姆已经能画出一些有模有样的作品了。

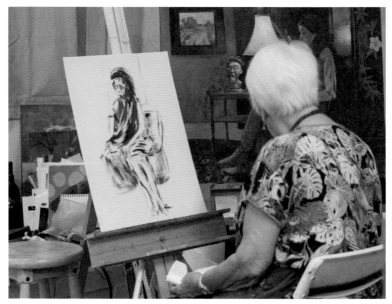

志愿者们的绘画作品

在密集的学习周期之后，参与者们需要接受认知能力测试。吴教授和她的同事们将志愿者们的得分与年龄比他们小得多的人群进行了比较，测试结果非常令人惊讶，从学习周期开始到结束，这些老年人的认知能力提升到了与普通中年人相当的水平。

研究不止于此，吉姆和小组的其他几名成员非常喜欢这种密集的学习方式，于是他们报名参加了历史和诗歌等额外课程。经过为期一年的学习之后，这些老年人再次参与了吴教授准备的认知测试。

结果显示，在结束实验一年之后，这些老年人的认知能力相当于在校大学生，即19岁左右年轻人的认知水平！更令人难以置信的是，他们的认知测试得分增加了200%，这意味着他们的认知能力达到了比他们小50岁左右的年轻人的水平。

为什么同时学习几种新技能会带来如此巨大的变化呢？吴教授认为，

这些老人之所以能实现快速提升，主要得益于自信心的恢复和自我努力，他们在学习新技能的过程中适应了新的生活节奏。充满挑战的密集学习提升了老人们对于自身智力的信心，并让他们的思维变得更加敏捷。

更重要的是，学习新技能的确能够改变老人们的大脑本身。当环境对我们的要求提高时，我们就需要以某种方式增强神经的功能。在学习新技能的同时，我们大脑的质量以及和这项技能相关的大脑神经元连接都会有所增加。

人类大脑由大约860亿个神经元组成，在学习新技能时，我们的大脑或许会长出新的神经元，并使神经元之间的连接得到加强，从而在大脑中形成新的通路，这被称为神经功能重塑。

一直以来，人们都认为，神经功能重塑在童年时期会达到最高点，之后则会随着年龄增长而减弱。

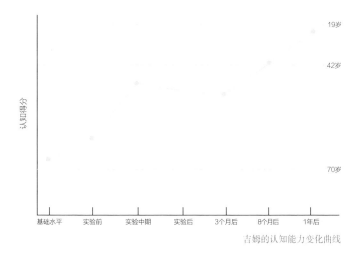

吉姆的认知能力变化曲线

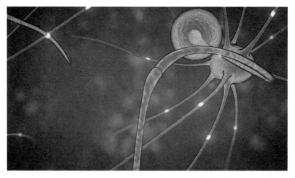

扫码看神经
功能重塑

人类大脑神经元突触连接

然而，吴教授的这项研究表明，如果我们持续学习充满挑战性的全新技能，神经功能重塑也许不会减弱。因此，是时候改变对年龄的看法了！

你在睡觉，大脑在学习

来自卡迪夫大学的彭妮·刘易斯（Penny Lewis）教授正在研究睡眠对我们的学习能力的重要影响。她指出，睡眠能帮助我们记住我们所学到的每一条信息，同时也能帮助我们把这些信息整合到已有的知识体系中。

然而，随着年龄的增长，许多人都会出现睡眠问题，这影响了我们的记忆力以及学习新技能的能力。"当我们开始衰老时，生物钟也会发生变化，"刘易斯教授说，"控制睡眠的激素，例如氢化可的松和褪黑素也会因衰老而改变。"随着年龄的增长，我们的"睡眠激素"当中的褪黑素水平会逐渐降低，而在夜间，"应激激素"氢化可的松的水平则会逐渐升高。刘易斯教授进一步说明："进入老年之后，深度睡眠的缺失可能会导致认知能力的减退。"

刘易斯教授对睡眠中的"深度慢波睡眠阶段"尤为关注，该阶段与

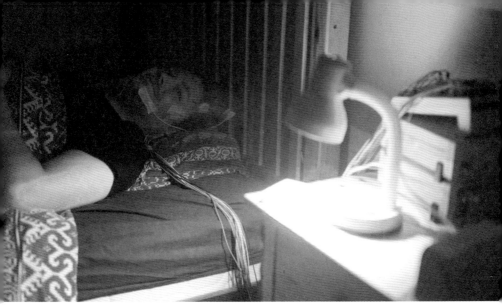

志愿者参与睡眠测试

记忆的重新激活有着最为密切的关系。深度慢波睡眠阶段对于学习复杂技能尤其重要，为了研究该阶段如何改善学习表现，刘易斯教授为实验志愿者设置了复杂的学习任务。然后，刘易斯教授要求测试者在实验室睡一晚，同时对他的大脑活动进行监测。第二天醒来后，测试者会重复学习任务，如果他们的得分提高了，则说明他们的大脑在睡眠中也进行了学习。

最终测试结果显示，经过一个晚上的睡眠，测试者的学习任务完成分数提高了20%，并且，这种改善还会经过之后的睡眠得到继续加强。刘易斯教授的实验表明，在学习了新技能之后，我们的大脑会不断进行练习，还原相同的活动模式，换言之，大脑会重复练习或回想所学的技能。

小事 NO.2 学一门新技能 · · · · · · · · ·

俗话说："活到老，学到老"，抓紧时间开始学习一门新技能吧，让大脑保持活力。在不断变化的世界里坚持学习，才能让大脑保持年轻的状态。

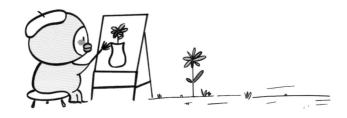

小事 NO.3 睡觉戴眼罩

白天学了新技能，晚上好好睡一觉，大脑会在睡眠状态中悄悄复习哦！戴眼罩有助于提升睡眠质量。据说，戴眼罩睡觉可以使大脑反应更加灵敏，你也试试吧。

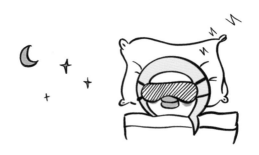

多了解自己一点

　　神经元：是神经系统最基本的结构和功能单位，分为细胞体和突起两部分；细胞体具有联络和整合输入信息并传出信息的作用，突起有树突和轴突两种，轴突用于接受外来刺激，树突则接受其他神经元轴突传来的冲动并传给细胞体。

　　应激激素：当有机体在无意识的情况下突然收到了严重的有害刺激（如创伤、手术）时，激素通过下丘脑从而迅速增加血液中促肾上腺皮质激素的浓度，同时会大量分泌一种被称为糖皮质激素的物质。高等动物的应激激素主要有促肾上腺皮质激素、糖皮质激素、血管紧张素等。长期暴露于应激激素下，就会对大脑功能产生不良影响。

　　深度慢波睡眠阶段：正常睡眠可分为两个阶段：快波睡眠（又称为快动眼睡眠）和慢波睡眠。一个慢波睡眠和一个快波睡眠组成一个睡眠周期，每个睡眠周期历时约 90 分钟。人们每晚的睡眠通常经历 4 ~ 6 个睡眠周期。其中，慢波睡眠由浅至深又可分为四期：第一、二期称为浅睡期，第三、四期为深睡期，即深度慢波睡眠。在深度慢波睡眠中，以副交感神经活动为主，心率减慢，血压降低，胃肠活动增加、全身肌肉松弛，但没有张力和活力，对恢复人的精神和体力具有重要价值。

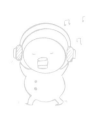

向内找到松弛感

除了记忆力和认知能力减退，随着年龄增长，大脑还有一种不为人熟知的变化——产生更多有害的应激激素。有一种古老的生活方式，或许是对抗这一问题的秘诀。

任何事情，该是你的就是你的，缘分尽了就散了。我把烦恼都放下了，没有压力才能保持健康，说实话，我的大脑还非常健康，记忆力也非常好。

减少焦虑

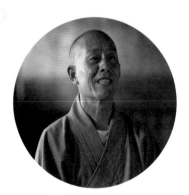

延乔，63岁，少林寺僧人

延乔出身于武术世家，从小习武，到现在已经50多年。目前，他在少林寺负责指导年轻的武僧，精进他们的武术造诣。

在少林寺，有400名僧人在这里生活和学习，其中100人是武僧。功夫不仅能够锻炼人们的力量和体魄，习武也是一种精神上的修炼。延乔指出，练习少林功夫的目

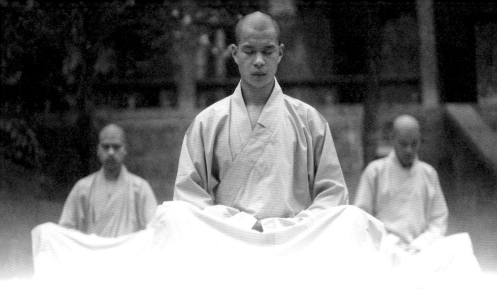

僧人们正在坐禅

的是"禅拳合一",是为了体现出"禅定自在"。少
林寺僧人已经把功夫发展成了一种同时锻炼体魄和专
注力的方式,而培养专注力离不开僧人们生活中的另
一个重要组成部分——冥想。

冥想,对应着思想的高度集中,类似于佛教中
"成佛"的说法,是随着时间逐步进入状态的。少林
寺的僧人一次可连续打坐冥想12个小时,目的是集中
精神,进入平和沉静的状态。

俗话说:"有人的地方就有矛盾。"延乔认为,
冥想让僧人们减少了压力,让人能够放下烦恼,收
获健康。这种想法同样有科学依据。随着年龄的增
长,肾上腺分泌的氢化可的松等应激激素会有所增
加,我们也会越来越难以应对压力。应激激素的增
加还会导致大脑进一步萎缩,并增加我们患痴呆症的

风险。那么，冥想是否可以帮助大脑免受压力带来的负面作用呢？纽约大学的神经系统科学家穆罕默德·米拉德（Mohammed Milad）博士正在进行研究。

首先，米拉德博士对莫斯利博士进行了反应测试。莫斯利博士的手被连接上电极，随后，研究人员向他展示了一段影像，画面中是一张摆着一台电脑、一个电话以及一个台灯的办公桌，台灯会亮起不同的颜色。当台灯亮起红光时，莫斯利博士的手指有时会感觉到电击，很快，他便把红灯和痛苦联系到了一起。每次看到台灯亮起红色，不管是否遭到电击，他的身体都会不自觉地出现反应。

米拉德博士解释："我们接受的电压越大，出的汗就越多，检测设备可以从左手的电极测量到出汗量。"测量结果显示，红灯亮起时，受试者的出汗量出现剧增。

随后，研究人员进行了另一项测试。在这段测试当中，灯光发生变换时，系统并没有发出电击，这使得莫斯利博士认为灯光变换并不会对身体造成伤害，因而在灯光发生变换时身体的出汗量并无较大的变

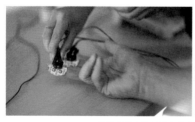
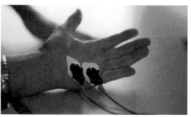

莫斯利博士右手指尖的电极会发出电击，左手手掌的电极可以检测出汗量

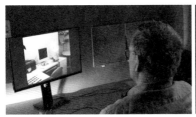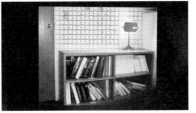

前后两组测试画面

化。这种应激反应很正常，因为我们的身体只会对真正的威胁做出反应，即红灯亮起之后伴随而来的电击疼痛。

莫斯利博士不是普遍性焦虑症患者，因此才会在测试中有上述反应。但是，有些人很难调节应激反应，无论亮起什么颜色的灯，他们都会感到紧张，这正是焦虑症患者面对的问题之一，即所谓的"以偏概全"。

米拉德博士针对普遍性焦虑症患者展开了反应测试。在测试开始前的两个月里，受试者被要求每周进行两个小时的正念练习。正念练习是冥想的一种方式，要求练习者闭上眼睛，练习放慢呼吸的速度，完全专注于自己的呼吸，这能够提升专注力，帮助我们将注意力集中在当下。米拉德博士想要了解，冥想能否让难以调节应激反应的人群具备一些能力，以此激活大脑的一些区域，从而能够调节应激反应，避免反应过度。

在两个月的正念练习之后，参与者接收了磁共振成像扫描测试。磁共振成像扫描仪对他们的大脑进行

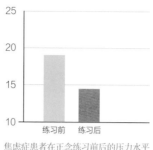

焦虑症患者在正念练习前后的压力水平

了3次扫描，大约用时5分钟。根据测试结果，相较于冥想之前感受到的压力，在经过正念冥想练习之后，受试者的压力出现了大幅下降，压力水平平均下降了22%。这一数据表明，冥想对于降低焦虑及压力水平确实有所作用。

冥想之所以有利于减轻压力水平，可能是因为冥想改变了大脑本身。磁共振扫描结果显示，经过冥想练习之后，受试者大脑的海马体

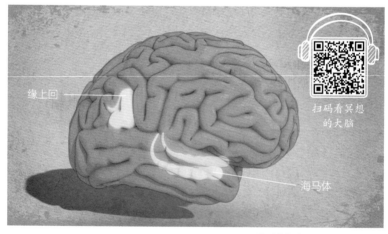

海马体与缘上回在大脑中的位置

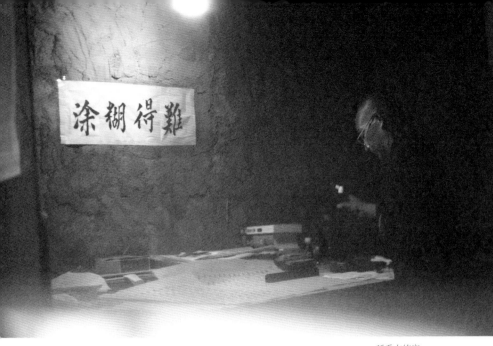

延乔在练字

和缘上回发生了很大变化。这两大区域可以通过协作来帮助我们根据情景记忆信息，例如事件发生的地点。米拉德博士认为，增加大脑这些区域的活动，能帮助人们更好地识别威胁。也就是说，我们的确可以通过冥想重塑大脑的连接，提高我们应对压力的能力，并降低应激激素的水平，从而减少应激激素对我们大脑的损害。

真正不可思议的是，只需要8周的正念冥想，压力水平的量化数据就得到显著降低。传统的修行观念在实验中得到了验证：冥想，这种人们延续了数千年的行为，在现代依然可以保护我们免受压力的损害，从而保护我们免受一些致命疾病的侵扰。

私人电台

一些我们较为熟悉的方式，比如听音乐，也能产生与冥想类似的放松效果。

戴安娜·奥米吉（Diana Omigie）博士是伦敦大学金史密斯学院的认知神经专家，她一直在研究如何通过听音乐来减轻我们的压力，研究的主要目的之一，就是更好地理解为什么某些音乐能让人感到放松。

奥米吉博士让测试的参与者戴上连接着大脑监测设备的帽子，试图找到音乐与大脑放松背后的联系，从而帮助人们选择能让自己放松下来的音乐。戴安娜在实验室里为受试者播放了不同的乐曲，并测量他们的身体和大脑对于音乐的反应。

测试发现，当参与者听到某些类型的音乐时，以手掌出汗量为指标的皮肤应激反应和心率几乎会立刻下降，大脑也会产生更多的阿尔法脑波，这是我们恢复平静的迹象。如果出现大量的阿尔法脑波，那就意味着受试者处于放松、平静的状态。

通过测试，奥米吉博士确定了能让我们感到放松的音乐所具备的关键特征。有些曲子听起来很美妙，但是节奏很快、情绪高涨、旋律

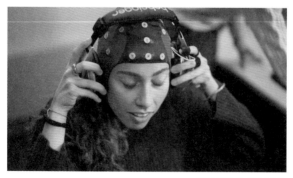

受试者聆听不同的歌曲

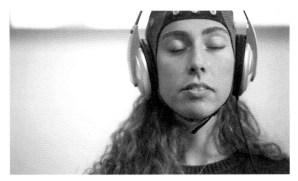

受试者听到熟悉的音乐时进入放松状态

过于复杂，不太容易让人放松下来。令人放松的音乐最大的特点就是节奏舒缓，每分钟约60拍，并且不具有复杂的结构和谱曲旋律，往往自然流畅，很容易引发听者的随心畅想。

除了简单、重复的旋律和比较舒缓的节奏之外，奥米吉博士的研究还发现，无论是何种形式的音乐，我们在听到最熟悉的音乐时更容易放松。这是因为我们的大脑喜欢预测音乐的旋律变化，当预测正确时，我们会受到"快乐激素"多巴胺的影响，多巴胺有助于降低包括氢化可的松在内的、随着年龄增长而增加的应激激素水平。所以，当你想放松心情时，可以播放一些你最喜爱的慢节奏流行乐、爵士乐或者电子乐。

小事 NO.4 专注当下 ·····

　　压力大的时候，可以试试冥想。冥想并不只有打坐一种形式，做任何事情的时候都可以进入冥想状态，写字、种菜、看书……只要保持精神高度集中，压力自然就会消散。

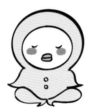

冥想练习助你减压

小事 NO.5 听听音乐

　　如果不喜欢冥想，听音乐是一种轻松而有效的方式！遇到烦恼时，试一试播放舒缓的古典音乐。不喜欢听古典音乐也没关系，只要是自己熟悉和喜爱的音乐，就能帮助你进入放松的状态。

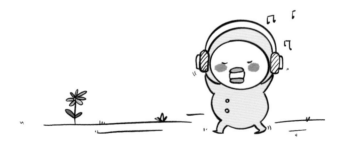

多了解自己一点

缘上回：位于大脑顶叶的顶下小叶前部与颞叶的颞上回后部，呈弓形，也称环曲回，是围绕大脑外侧沟后支的末端的部分。缘上回主要用于处理听觉信息，是听觉性语言中枢。人的缘上回损伤后，听觉无障碍，但不能理解听到的话。

阿尔法脑波：四种基本脑波之一。脑波即脑电波，是神经元细胞之间传递信息时产生的生物电信号；是大脑皮质中的锥体细胞突触活动时产生离子交换而产生的电波信号。根据脑波频率的不同一般分为四大类型，阿尔法脑波是其中之一。它在深度睡眠及激动状态下，如愤怒、恐惧时往往不会出现，而在放松、大脑活跃、灵感不断时比较容易出现。

多巴胺：大脑中含量最丰富的儿茶酚胺类神经递质，是一种神经传导物质，用来帮助细胞传送脉冲的化学物质，主要负责大脑的情欲和感觉，传递兴奋及开心的信息，也与上瘾有关。

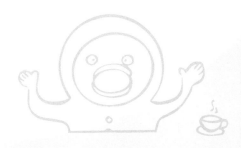

02

善待身体

人们总是说，到了老年就该将养，让疲惫的身体好好休息，但有一群老人很难被说服，他们年事已高，或练习空手道，或踢足球，或跳芭蕾，却拥有着最健康的心脏、骨骼和肌肉，这背后有什么秘诀吗？

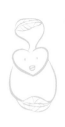

滋养心脏的能量

当今，心血管疾病在全世界都是导致死亡的主要原因，然而，日本的冲绳县是世界上心心血管疾病及其他与年龄相关的疾病发病率最低的地区之一。这里的老人还以健康长寿闻名世界，20世纪80年代，日本人超过了瑞典人，成为世界上最长寿的人，而老一辈的冲绳人在日本又是最健康的——有的90多岁的冲绳老人能在高温下打两个多小时的门球！他们是怎么做到的呢？

> 我出生在1943年，当时日本物资匮乏，弱肉强食，所以我希望自己能够变得强壮有力，就在18岁时开始学习空手道。现在我还很健壮，有信心活到100岁。

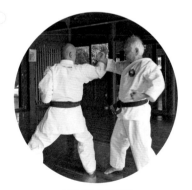

新垣在教授空手道

"吃活"长寿基因

年过八十的新垣是日本冲绳的一名空手道大师。老年人到了他这个年龄，一般会出现肌肉萎缩、骨骼易断裂、心脏虚弱等情况，但新垣大师却还十分健壮，甚至达到了空手道的最高级别——黑带十

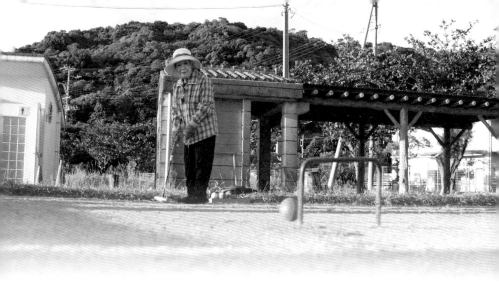

段，全球各地都有学生慕名而来。他认为，练习空手道有助于他保持身体健康和心脏健康。

然而，即使在空手道的发源地冲绳县，也并不是每位老人都如此好动。这里的长寿老人引起了加拿大多伦多大学科学家克雷格·威尔科克斯（Craig Wilcox）的注意，在调研了冲绳1000多位最长寿的老人之后，他发现了这些长寿老人们基因中的共同之处——具有保护功能的FOXO3基因。

FOXO3基因是一种抗衰老基因，存在于与长寿相关的基因网络中，主要通过抗炎机制来保护人体免受心脏疾病的侵扰，具体表现为抑制心血管系统炎症——这种炎症与动脉阻塞及动脉硬化有关，并且可能增加心脏病发作和中风的风险。FOXO3也因此成为冠心病的主要风险与保护因素，也被称为"长寿基因"。

我们每个人体内都有FOXO3基因，但只有约三分之一的人携带的FOXO3基因具有保护作用。如果你幸运地遗传到了有保护功能的FOXO3基因，那么活过百岁的概率将增加两倍。

其实，冲绳当地人在出生时携带具有保护功能的FOXO3基因的概率仅仅略高于其他地方出生的人（约高出3%）。大部分冲绳人出生时并没有携带具备保护功能的FOXO3基因，包括空手道大师新垣。而且，尽管老一辈冲绳人的寿命很长，但他们的子女却并非如此。如果遗传因素不典型，那么冲绳老人的长寿和这种基因有什么关联呢？

最新的研究表明，老一辈冲绳人的生活方式中有很多因素可以激活FOXO3基因，使其与具备保护功能的FOXO3基因有一样的效果，例如空手道等运动和低热量的饮食习惯等。冲绳的食物大多都能激活FOXO3基因，新垣能够在将近80岁的时候保持如此健壮的身体，主要得益于他良好的生活和饮食习惯，而冲绳老人保持健康的关键之一就是他们的传统饮食。

在冲绳人独特的传统饮食中，植物性食物占了90%。科学家认为，冲绳的心脏病发病率低主要得益于这些传统饮食，它们具备低热量、营养丰富、富含抗氧化剂和低糖的特点。例如，日本的"长寿草"含有北美芹素，可以阻止人体形成脂肪细胞；苦瓜可以有效降低血糖，对心脏有益；冲绳特产"海葡萄"是一种可食用海藻，只在冲绳附近的海域生长，它在口腔内会发出鱼子酱一样的爆浆感，因此又叫"绿色鱼子酱"，含有丰富的纤维素和类胡萝卜素，有助于缓解炎症和氧化压力，对心脏也非常有益。

新一代的冲绳人接受了更具西方特色的生活方式，老一辈冲绳人对食物则怀有一个深刻的信念，他们认为食物是"成就美好生活的良药"。"我们举行庆典活动时，会准备美味的食物，"新垣的妻子

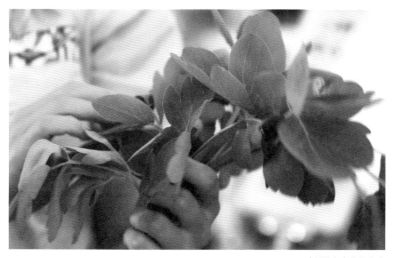

冲绳特色食物长寿草

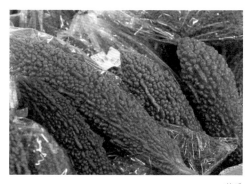

苦瓜

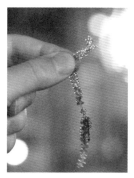

海葡萄

初惠分享道,"这些食物就被称为'生命之药',它们是实现延年益寿的财富。"

由于出生在食物匮乏的年代,这里的老人从小就只吃"八分饱",并养成了饮食不过度放纵的观念。而"八分饱"的饮食理念,正是冲绳饮食有利于心脏健康的法宝。有大量研究表明,只要保证所摄入的营

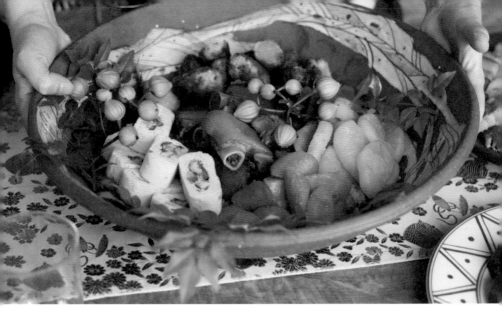

初惠制作的冲绳传统饮食

养全面丰富，控制热量摄入对心脏是有益处的，能提高健康长寿的概率。有新的科学研究发现：长期减少热量摄入或间歇性禁食，有可能对心脏产生保护作用，这可能与减少心脏与血管的炎症有关，从而使人们更长久地保持健康。

放松心脏的花青素

　　冲绳岛的气候不适合水稻种植，这使得当地的饮食结构与日本其他地区大不相同。这里广泛种植的紫薯，因其对台风和干旱有很强的抵御力，生命力非常顽强，渐渐地成了冲绳人的主食之一，深受岛上老一辈长寿居民的欢迎，堪称冲绳饮食的核心。

　　与大米相比，紫薯的营养成分要丰富得多，其富含膳食纤维、蛋白质、维生素A、维生素C、钾、铁和钙，而脂肪（特别是饱和脂肪）、钠

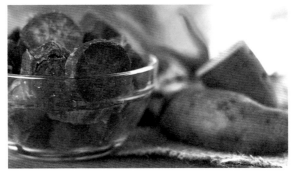

花青素赋予紫薯紫色

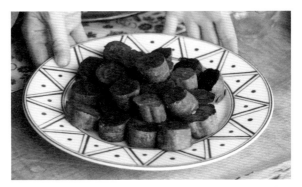

紫薯在冲绳的餐桌上

和胆固醇的含量较低。紫薯在很多方面都比大米更健康，用紫薯替代米饭，真是太值了！

紫薯的颜色来自花青素。花青素是天然的水溶性酚类化合物，是主要的天然色素之一。可产生红色、紫色和蓝色的花青素主要存在于水果和蔬菜中，蓝莓、醋栗、葡萄和部分热带水果的花青素含量都很高。

花青素一般被认为具有降血压的功能。现在，科学家们也开始关注花青素对于心脏的意义。英国伦敦国王学院的营养学家安娜·罗德里格斯·马特奥斯

（Ana Rodriguez Mateos），一直在研究花青素对血管的影响。她发现，花青素似乎可以改善血管舒张的能力。随着年龄增长，我们的血管通常会出现硬化，动脉血管扩张收缩的能力会受到影响，这将使得心脏承受的压力越来越大。如果血管舒张能力得到改善，心脏就会得到更多的滋养。

马特奥斯博士邀请志愿者参与测试，研究人员首先测量了受试者的血管舒张情况，舒张的能力越强，代表心血管越健康。随后，马特奥斯博士将一包约相当于100克新鲜蓝莓的蓝莓粉用水冲泡成饮料，让受试者喝下。

然后，马特奥斯博士重新测试了受试者的血管舒张能力，结果发现，在受试者喝下蓝莓汁后，其血管舒张的比例增加了1.5%。这个数字也许听起来很微小，但确有其他研究表明，在较长的一个周期内，血管弹性每提高1.5%，出现心血管疾病的风险就可以降低15%。

马特奥斯团队的研究还证明，如果我们在一段时期内坚持食用蓝莓，血压水平也可以降低。她指出："如果我们坚持在12周内每天吃蓝莓，那么血压降低的幅度相当于服用降压药后血压降低的幅度。"这并不是说要我们完全放弃药物，但每天摄入一点花青

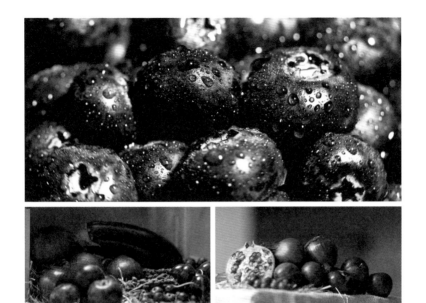

红色、蓝色或紫色的食物都富含花青素

素，的确对心血管系统大有裨益。

很多深色水果都含有花青素。一颗樱桃的花青素含量约5.3mg，而蓝莓的花青素含量是最高的，可以达到7.6mg，每天吃100克蓝莓、黑莓或黑加仑，摄入的花青素可以让心脏感觉更加轻松。

朋友相伴，走得更远

饮食和运动并不是保持长寿和健康的唯一法宝，研究发现，广泛的社会关系是保持健康长寿的重要可能要素之一。我们的社会关系越广泛，血液中纤维蛋

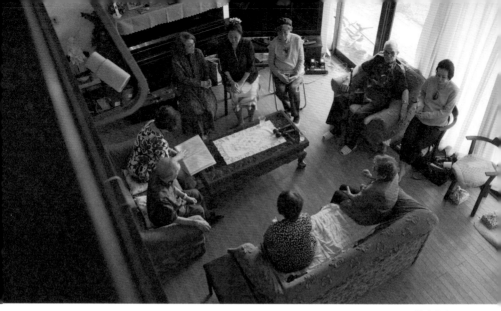

模合聚会

白原的水平就越低，而过高的纤维蛋白原水平会导致压力和心脏病。如此看来，冲绳的老年人还有一种有助于健康长寿的独特习俗——模合。

"模合"是冲绳长久以来的传统，这个词起源于几百年前，最初是指村庄里的一种财务支持体系。起初，人们建立"模合"是为了将整个村庄的资源集中起来，用于某些项目或公共建设。因为在当时，如果个人需要资金购买土地或应对紧急情况，唯一的办法就是在当地集资。如今，这个概念已发展为一个社会支持网络，一种以互相陪伴为目的的文化传统。一个模合群体就像一个大家庭，成员之间有很持久的关系，成员们可能从学生时代就已加入某个模合，并且将保持数十年，据报道，很多模合已持续70年以上。

简而言之，模合是一种定期安排聚会，互相陪伴，在经济上互相支持的生活模式。"模"是指模仿和复制；"合"是指会面或聚会。模合成员彼此之间完全信任，每个人都可以畅所欲言、倾吐心声，无论是悲伤，还是快乐。

模合聚会通常会围绕一个共同兴趣展开，比如音乐。有些模合则是为某个特定原因成立的。铃木诚医生86岁的时候，他的妻子去世了，而他所在的这个模合群最初建立的目的就是想要帮助他这个失去爱人的孤独老人。两年来，铃木医生从中获得了巨大的力量。

此外，铃木诚也认为，生命的意义，即活着的价值，也是长寿的关键之一，"如果感觉活着有价值，有自己想做的事，就能更加长寿，"他分享道，"我活着的价值就在于有很多病人在医院等着我，我希望到了100岁还能给病人看病。"研究表明，铃木诚医生是对的，除了拥有朋友，生活有明确的目标也有助于提高幸福感和延长寿命。

小事 NO.6 深色食物多来点

多多摄入花青素！紫薯、樱桃、蓝莓、黑莓等都是很好的选择。注意食用时最好将果皮也一起吃掉，因为花青素基本藏在这些食物的表皮中。

蓝莓　樱桃

黑莓　紫薯

小事 NO.7 愉快聊聊天

和谐的人际关系也是长寿的秘诀之一。平时多和朋友们聊聊天，更有利于身心健康。

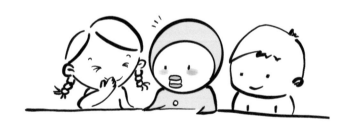

多了解自己一点

　　动脉阻塞，也被称为动脉硬化，是指动脉内的纤维和脂肪不断堆积，是导致冠心病和其他血液循环相关疾病的根本原因。动脉硬化可影响整个动脉，尤其是为心脏供血的动脉（冠状动脉）、为大脑供血的颈部动脉（颈动脉）以及为下肢供血的动脉（外周动脉），最终将引起胸痛（心绞痛）等症状或导致危及生命的状况，例如心脏病发作或中风。

　　纤维蛋白原：是由肝细胞合成和分泌的一种糖蛋白，是参与凝血和止血过程中的重要物质；在心血管疾病的发病中具有十分重要的作用。纤维蛋白原水平升高的人，多数可发生心肌梗死或猝死，且纤维蛋白水平越高，危险性越大；它还是诱发和加重高血压的一个重要原因；此外，老年、吸烟、肥胖、口服避孕药等都会促进体内纤维蛋白原水平升高。

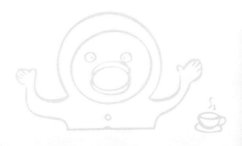

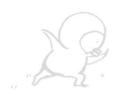

骨骼需要刺激

人到中老年，总是自嘲"老胳膊老腿"，不敢参与激烈的活动。殊不知，"老胳膊老腿"也需要一些看似激烈的运动，更神奇的是，接受适当的刺激或许能够逆转年龄造成的骨骼损伤。

> 我喜欢去山里徒步，到达山顶后，我会坐在那儿欣赏风景，山顶的风景非常壮观；我还养了三匹冰岛马，平常会骑着马到处走。我很喜欢足球，我希望通过踢足球可以让骨骼健康地老去。

踢足球逆转骨骼年龄

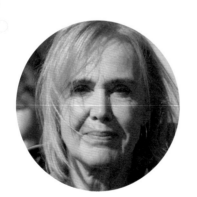

安妮卡，59岁

59岁的安妮卡来自法罗群岛，有骨骼疾病的家族遗传史，她患有骨质疏松症。骨质疏松症会导致骨骼变脆且容易断裂，多发于女性，并且会随着年龄的增长而恶化，通常出现在更年期前后。超过三分之一50岁以上的女性都有可能因为这种疾病而骨折，但安妮卡的日常生活却被各种各样看似"危

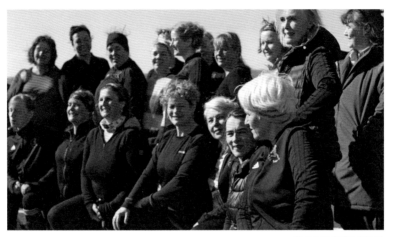

特龙女子足球队的队员

险"的户外活动占据，登山、徒步、骑马都是她的爱好，她还参加了一项激烈的运动——足球。

　　足球在法罗群岛非常流行，这里拥有全世界最高的足球运动参与度，在男性和女性群体中都是如此。特龙足球队由当地一群活跃的女性成员组成，其中一些队员的年龄大得可以做奶奶了。2013年3月5日，她们第一次在一起踢球，从那之后，安妮卡几乎一场比赛也没有缺席。

　　特龙女子足球队成立的初衷，是为了研究分析足球运动能否提高骨骼强度。因此，队员们同时还接受科学监测，她们在训练时需要佩戴活动监视器以全面地记录训练情况，它将揭示足球对骨骼到底有怎样的影响。队员们的训练包含高强度的热身训练和共同完成的踢球练习。监测数据显示，在一次

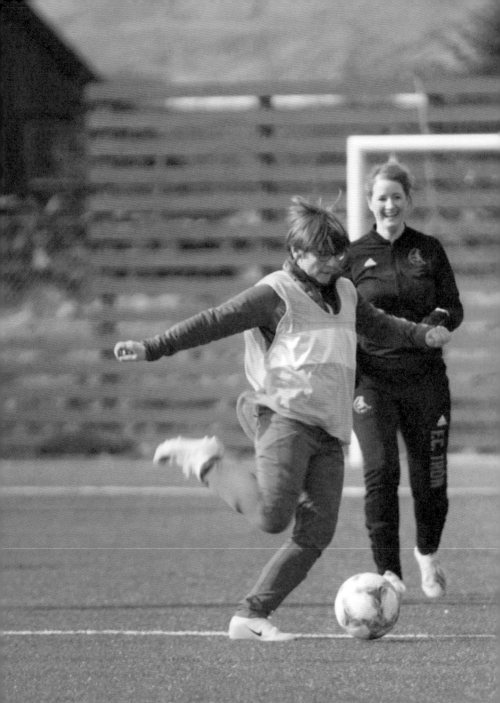

队员们的日常足球训练

训练中，安妮卡完成了大约100次快速跑，三次进球。此外，监视器同时还能评估所有可以促进骨骼生长的活动，包括行进间的突然变换方向、减速和冲击运动。

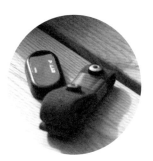

队员佩戴的活动监视器

来自法罗群岛大学的马尼·莫尔（Magni Mohr）和来自南丹麦大学的彼得·克鲁斯特拉普（Peter Krustrup）是这项研究的主导人。他们选择足球运动来研究骨骼，是因为足球是一项强度很大的综合运动，包括力量训练、耐力训练和有氧运动。足球运动中的旋转、跳跃和冲刺跑影响着多个身体部位。身体的扭动以及奔跑，意味着队员的关节和骨骼会频繁地受到有益的压力和冲击，包括每次改变方向时的踩脚动作，每次踢球、传球或抢断时腿部的震动，这些机械应变可刺激骨骼的形成、再生和退化过程。将这些结合起来，研究团队发现，踢球对骨骼结构形成了多重刺激，从而提高骨骼的健康度。我们的骨骼需要负重运动，冲击和震动能让骨骼尽可能保持强壮。

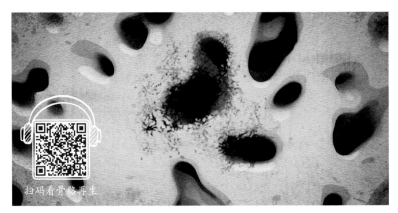

扫码看骨骼再生

那么，足球运动对安妮卡这样的骨质疏松高风险群体女性到底会产生多大影响呢？

在表面之下，我们的骨骼是由胶原蛋白和碳酸钙组成的活体基质。骨骼成分会不断遭到侵蚀并再生，这能保证骨骼的持续健康。但对于骨质疏松症患者来说，碳酸钙消失的速度比它形成的速度更快，因此骨骼会变得越来越脆弱和易碎。

冲击和压力可以刺激骨盐沉积的形成，那么激烈的足球对缓解安妮卡的骨骼衰退究竟产生了怎样的影响呢？根据研究团队持续的动态跟踪测量，结果显示，9年前，安妮卡的股骨上半部分出现了骨质疏松的症状，而现在，最新的测量数据从红色区域变化到了黄色区域的中间，甚至接近绿色区域（见P47图），这表明情况有了明显好转，安妮卡的股骨衰退不仅缓解并停止了，甚至得到了逆转，她目前的骨骼年龄比原先的年轻了10岁。

此外，安妮卡全身的骨量增加了75克，而在这个研究项目中，作为对照组，未参加足球训练的成员在9年中大约失去了155克骨量。如果她不参加足球训练，她的骨量也会像这样减少。

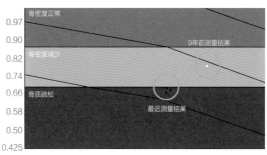

安妮卡股骨的骨质疏松有了明显的改善

　　为探究男性与女性的骨质健康区别，莫斯利博士也进行了骨骼健康检测。检测结果显示，莫斯利博士的下脊柱非常健康，在骨密度曲线图当中位于绿色区域，相当于30岁人群的一般骨骼状况，这得益于他经常进行游泳、骑行、俯卧撑、深蹲等运动。然而，意想不到的是，这些运动对髋部骨骼的改善并没有太大帮助，他的髋部正处于患上骨质疏松症的临界状态。

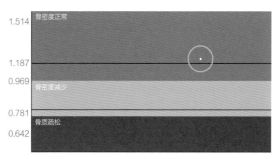

莫斯利博士脊柱的骨密度状况

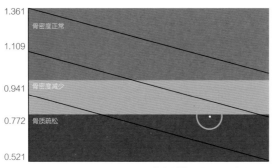

1.361

骨密度正常

1.109

0.941

骨密度减少

0.772

骨质疏松

0.521

莫斯利博士髋骨的骨密度状况

单脚跳，防骨折

　　除了踢足球，我们还能做些什么来预防骨质疏松症呢？一项新的研究发现了一种更为简单并且对于大多数人更友好运动——单脚跳，同样有助于强化我们的骨骼。

参与者正在练习单脚跳

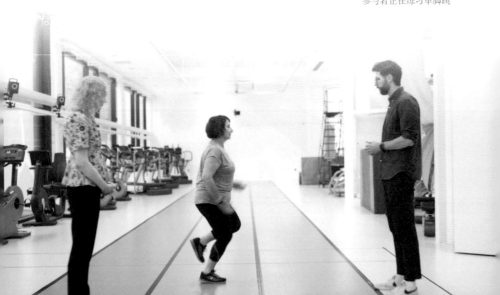

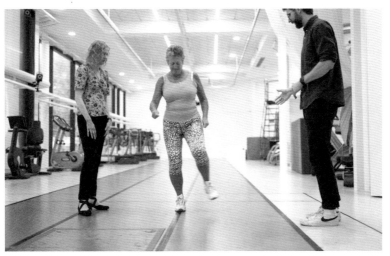

参与者进行不同方向的单脚跳

在英国的拉夫堡大学，为了探究运动对髋部骨密度的影响，凯瑟琳·布鲁克·韦弗尔（Katherine Brooke Wavell）博士和她的团队一直在研究单脚跳对骨骼的强化作用。

单脚跳对髋部产生的巨大力量，相当于人体重量的三倍，是一项很好的冲击运动，可以强化髋部骨骼。为了分析这项运动的优势，科学家要求参与者在12个月的时间里坚持用同一条腿跳跃并不断练习，直到每天能完成5组（每组10次）的单脚跳。

韦弗尔博士指出，每天的变化虽小，但是经过日积月累，骨骼的不同部位都得到了锻炼。研究人员让参与者进行不同方向的跳跃，从不同的角度对骨骼施

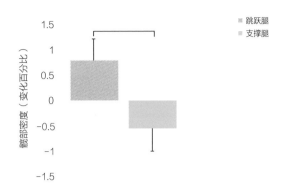

6个月的训练后，参与者髋骨密度测量结果对比

加压力，这样就可以从不同的方向强化骨骼。

最后，参与者接受了髋部扫描，测量骨密度的变化。结果发现，参与者负责控制平衡的那条腿由于没有运动，该侧的髋骨密度降低，而负责运动的那条腿同侧髋部的骨密度则显著提高。

韦弗尔博士还发现，单脚跳有助于提高某个特别脆弱的部位的骨密度——股骨，又称大腿骨，是髋部的一部分，股骨顶部是股骨颈，它距离髋关节2.5～5厘米。当髋部骨折时，股骨颈很容易断裂，可以说，股骨颈骨折是最常见的髋部骨折。在研究中，韦弗尔博士发现股骨颈的密度出现了显著提升，其中一些位置的密度提升幅度为7%。这表明，如果我们通过运动强化股骨颈，就可以降低髋部骨折的风险。

小事 NO.8　单脚跳跳

为了骨骼的健康，尝试一种可以跳起来的运动吧。我们可以从散步和爬楼梯开始，挥拍运动或有氧运动也是不错的选择。

更简单的选择就是单脚跳。每天单脚跳几次，可以扶着椅子保持平衡，能使骨骼更加健康。

轻快跳跃，保持髋关节活力

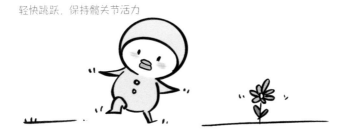

多了解自己一点

骨质疏松症：由于多种原因导致的骨密度和骨质量下降，骨微结构破坏，造成骨脆性增加，从而容易发生骨折的全身性骨病。骨质疏松症分为原发性和继发性两大类，原发性骨质疏松症又分为绝经后骨质疏松症（Ⅰ型）、老年性骨质疏松症（Ⅱ型）和特发性骨质疏松（包括青少年型）三种。绝经后骨质疏松症一般发生在妇女绝经后 5~10 年内；老年性骨质疏松症一般指老人 70 岁后发生的骨质疏松；特发性骨质疏松主要发生在青少年。继发性骨质疏松症则是由于疾病或药物等原因所致的骨量减少、骨微结构破坏、骨脆性增加和易于骨折的代谢性骨病。

髋部损伤：髋部是躯干与腿相连接的部位，可以使躯干和腿向前、后及侧面自主运动，是一系列机体运动的中心，容易出现潜在劳损。运动员、舞蹈演员和从事体力工作者尤其容易髋部损伤。活动不多的人髋部也会受到损伤，通常举重物、伸展、跑步及周末锻炼身体均会引起髋部骨骼与肌肉处于极度紧张状态。髋部损伤常很快发生，并导致不能活动、强烈疼痛，以致不能行走或坐，或易将全身重量放在没有太大不适的腿上。

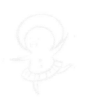

舞动使肌肉更有力

跌倒是一种老年综合征，因其高发生率和死亡率，被认为是一个重要的公共健康问题，因为它可能导致老年人功能能力的退化，并且降低老年人的生活质量。

增强下肢肌肉力量似乎是防止跌倒的一种有效方式。肌肉更多的人往往更长寿，这可能是因为拥有更多肌肉可以提高灵活性并防止摔倒，因此，随着年龄增加，我们还需要维护身体的肌肉。

我从9岁开始学芭蕾，从那之后几乎没有停止过练习芭蕾。我生了三个孩子，在每次生产后休息了两周，除了这三次停顿，我一直都在跳舞，在等水烧开时，我会练习几次半蹲；在烤布丁时，我也会跳舞。舞蹈是我的专业和我的生命。

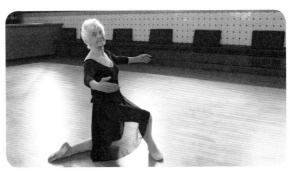

芭芭拉，84岁，老年芭蕾舞演员

多跳舞，少摔跤

84岁的芭芭拉·彼得斯在三年前通过了英国皇家舞蹈学院最难的芭蕾舞考试之一，成为英国最优秀的老年芭蕾舞演员。很多人到了她这个年龄，肌肉已经明显老化，但是芭芭拉的肌肉力量还很好。她认为，到了老年，跳舞是保持肌肉力量的最佳方法之一。

衰老可导致肌肉重量和肌肉力量的明显下降，40岁以上人群比40岁以下的人群的肌肉力量约下降16.6%～40.9%。一份大腿横截面扫描结果表明，23岁的男性肌肉十分发达，但从35岁左右开始，肌肉量每年会

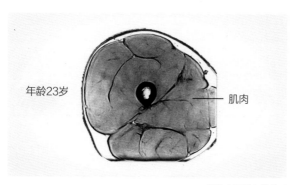

23岁的大腿肌肉横截面

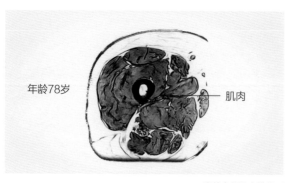

78岁的大腿肌肉横截面

扫码看肌肉变化

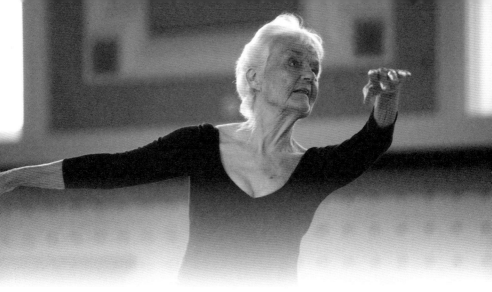

芭芭拉在练习芭蕾

减少1%，到了七八十岁，肌肉量可能会减少50%。

芭芭拉现在还能做侧手翻，虽然已经不能像二十几岁时一样劈叉了，她仍能完成许多同龄老年人无法做到的动作。对此，芭芭拉解释道："大概是因为我一直在努力坚持跳舞，我一直相信跳舞对我有好处，只要我还跳得动，就会一直跳。"

对跳舞的坚持帮助芭芭拉保持了身体的健康和灵活，那么，跳舞对保持肌肉的好处会比其他运动多吗？为了找到答案，德国的研究人员邀请了一群七旬老人，并随机安排他们去跳舞或者去健身房。这些老人被要求每周坚持大约三小时的舞蹈或其他运动，实验总周期为6个月。6个月后，跳舞老人的肌肉功能有了最明显的改善。

相较于其他运动，跳舞对我们的肌肉究竟有什么益处呢？在英国德比的诺丁汉大学医学院，生理学助理教授马修·皮亚·赛斯基（Mathew Pia-seski）正在研究控制肌肉的神经以及这些神经对运动的反应。

赛斯基教授的团队主要研究的是神经与肌肉所存在的关联性。为了近距离观察肌肉内部情况，赛斯基将一根带电极的小探针置入莫斯利博士的肌肉内用于测试，并得到了相应的神经电波信号。

探针可以收集到电信号，电信号通过神经连接到达肌肉，神经信号传达到受试者的肌肉，使得受试者得知要收缩肌肉，才能够完成弯腿动作。但是随着年龄的增长，这些信号可能会变得不可靠。

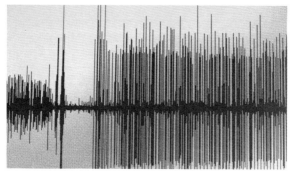

探针获得的神经电波信号

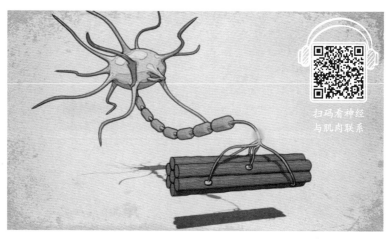

扫码看神经
与肌肉联系

神经与肌肉的联系

赛斯基教授指出，他们真正关心的是神经电波信号峰值出现的频率。60岁后，人们会失去一些神经的功能，主要是为肌肉服务的运动神经。不规则且不稳定的神经信号会让肌肉暂时"关闭"，无法做到随时响应。而这种突然的失控，可能是老人无法保持平衡的原因之一。但好消息是，我们有可能修复不可靠的神经信号。

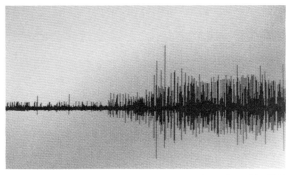

不规则且不稳定的神经信号

在将探针刺入莫斯利博士的身体后，赛斯基教授要求他控制自己的腿部肌肉，使得黄色小球沿着红线运动。屏幕上的红线先是呈斜线上升，随后呈波状，这需要莫斯利博士先增加肌肉力度，随后波动调整，如果用力过猛，黄色小球则会偏离红线。遵循波浪线控制动作其实很难，但赛斯基教授能够证明，一直做类似上述控制肌肉的练习，可以提高触达肌肉神经信号的可靠性。

实际上，莫斯利博士所进行的操作被科学家们描述为多感官处理。在测试时，他的肌肉里装有感应

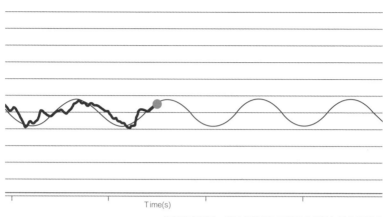

Time(s)

控制肌肉测试，受试者需要控制黄色小球按红线轨迹运动

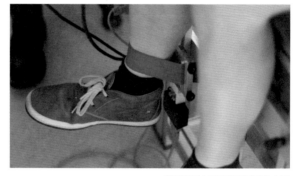

莫斯利博士回应脚踝周围的力度

器，能够根据感受到的脚踝周围的力度做出回应，而在视觉上，受试者也以红波浪线为目标，做出相应的回应，而这些正是一名舞者需要完成的活动和过程。

舞蹈这样的多感官运动可以很好地锻炼我们的神经和肌肉，它所需要的协调性提升了神经网络的性能，有助于我们建立更好的控制能力，效果要好过一些简单的力量训练。

赛斯基教授指出，肌肉力量的确非常重要，但对于老年人而言，控制肌肉的能力或许更为重要，能够根据需要开启或关闭肌肉控制的能力，比肌肉的整体强度更有意义。

我们进行的所有运动都能锻炼到肌肉，但为了刺激神经活动并增强对肌肉的控制，那些涉及大量感官反馈的活动会是更好的选择。因为这类运动有助于改善精细控制能力，从而使我们的行动更加灵便，涉及平衡感的瑜伽或者涉及细微动作的太极，都是不错的选择。

事实证明，在变老的过程中，建立很多大块肌肉并不是那么重要，而努力维护为这些肌肉服务的神经才是重点，像舞蹈这样的多感官活动恰好可以帮助我们做到这一点。

不嫌多的蛋白质

运动至关重要，但维护肌肉还需要做一些别的事情，那就是摄入大量的蛋白质。大约从25岁起，我们的肌肉重量就开始减少，在进入40多岁时，这个过程将会加速，因此在膳食中加入蛋白质非常重要。蛋白质能为我们的肌肉提供补给，帮助肌肉保持工作并保持健康。

不同体型的人需要摄入的蛋白质的量并不相同，目前英国官方的建议是，体重约80千克的人，每天需要摄入大约60克蛋白质。以鸡蛋为例，每个鸡蛋约含6克蛋白质，也就是说，一个体重80千克的人一天需要摄入约10个鸡蛋所包含的蛋白质。

　　10个鸡蛋已经很多了，但老年人甚至需要摄入更多蛋白质。克莱尔表示，随着我们逐渐变老，我们利用摄入的蛋白质制造更多肌肉的能力也将衰退，这意味着，进入老年后我们每天需要约100克蛋白质，相当于16个鸡蛋。

　　要注意的是，因为在变老的过程中，身体会逐渐变得更难吸收蛋白质，因此，分散一天的蛋白质摄入量也很有必要。

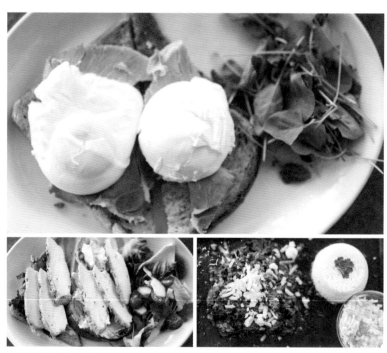

常见高蛋白食物搭配：鸡蛋牛肉吐司（上）、鸡胸肉沙拉（左）、奶酪牛肉拌饭（右）

小事 NO.9 来跳舞吧

为了保持肌肉灵活，试试跳舞吧。任意挑选一种舞蹈练习，对身体会有很大的帮助。觉得跳舞难的话，也可以尝试太极或是瑜伽。

跳舞等多感官运动让我们更好控制肌肉

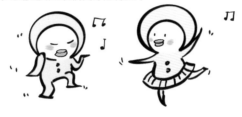

小事 NO. 10 补充蛋白质

除了跳舞，吃也很重要。要实现每天摄入足量的蛋白质，我们可以用其他食物代替鸡蛋：酸奶、豆腐、鸡胸肉都可以，甚至绿色蔬菜也能提供蛋白质，每100克豌豆大约含5克蛋白质，每100克西蓝花含大约3克蛋白质。

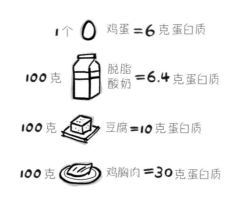

1个 鸡蛋 = 6 克蛋白质

100 克 脱脂酸奶 = 6.4 克蛋白质

100 克 豆腐 = 10 克蛋白质

100 克 鸡胸肉 = 30 克蛋白质

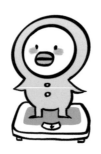

成年人每日建议蛋白质摄入：

体重 80 千克 60 克蛋白质

体重 50 千克 40 克蛋白质

多了解自己一点

肌肉：人体肌肉约 639 块。约由 60 亿条肌纤维组成，其中最长的肌纤维达 60 厘米，最短的仅有 1 毫米左右，大块肌肉约有两千克重，小块的肌肉仅有几克，一般人的肌肉占体重的 35%～45%。按结构和功能的不同，肌肉可分为平滑肌、心肌和骨骼肌三种，按形态又可分为长肌、短肌、扁肌和轮匝肌。人体的 639 块肌肉互相协作，牵引骨骼而产生关节的运动，让我们能够走路、蹦跳、顺利度过每一天的生活。

蛋白质：是生命的物质基础和生命活动的主要承担者，是构成细胞的基本有机物，没有蛋白质就没有生命。氨基酸是蛋白质的基本组成单位，它是与生命及与各种形式的生命活动紧密联系在一起的物质；机体中的每一个细胞和所有重要组成部分都有蛋白质参与，蛋白质占人体重量的 16%～20%，即一个 60 千克重的成年人体内约有 9.6～12 千克蛋白质。蛋白质一方面是建造和修复身体的重要原料，人体的发育以及受损细胞的修复和更新，都离不开蛋白质；另一方面，蛋白质也能被分解，为人体的生命活动提供能量。

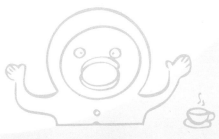

03

敏锐感官

随着年龄增长，你有没有觉得耳朵不灵了，眼睛老花了，鼻子也不灵敏了？这都是"上了年纪"的正常现象，那么，有没有什么办法能够让我们保持听觉、视觉以及嗅觉的敏锐，在进入老年之后也可以耳聪目明呢？

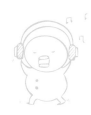

锻炼声音意识

老年性耳聋也叫年龄相关性耳聋，是随着年龄的增长而出现的听觉障碍。许多人在年纪大了以后会听觉衰退，周围嘈杂的环境会让他们无所适从。

然而，在充斥着各种感官刺激的大城市芝加哥，乐手们成功在变老的过程中保持了高度敏感的听觉。这是否意味着，我们可以延缓甚至暂停听觉的衰退过程呢？

我从9岁半的时候开始演奏乐器。我爸爸有一些1978年前后的老唱片，我曾经尝试自己用小号演奏那些曲子，我拥有的"音乐耳朵"让我可以听到并模仿那些声音。

大脑听得到更多

86岁高龄的爵士小号手博比·刘易斯，50多年来一直活跃在芝加哥的爵士乐舞台上。他的表演次数已经达到7500多次，这种持续一生的音乐表演给博比的听觉带来了什么样的影响呢？

博比，86岁，爵士乐手

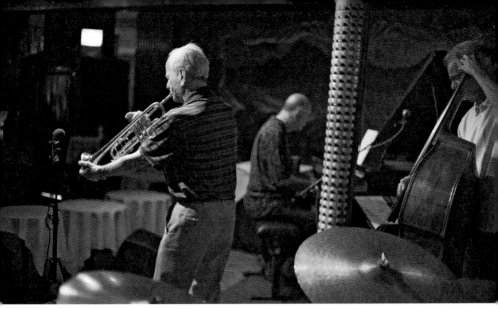

博比与乐队即兴演奏

随着年龄的增长，我们对高频率声音（10～20千赫）的听觉能力会首先减退。研究表明，30～39岁年龄段受试者已经出现了高频声音（>10千赫）的听力减退，并且在接下来的10年中，女性和男性的听力减退程度都出现了大幅增加。

但博比认为，他的听觉的确要优于不少同龄人，他能屏蔽掉不必要的声音，专注地听自己想听的声音。他不仅能模仿，还能做到即兴表演。即兴演奏也正是爵士乐的典型特征之一，大多数爵士乐演奏者都会在现场表演即兴独奏，这需要演奏者具备相当强的实力，同时也意味着聆听和演奏的难度不相上下。在即兴演奏时，博比和他的乐队配合十分默契，这需要非常好的听觉才能达到良好的效果。这并不是一件容易的事，俱乐部内环境嘈杂，人来人往，乐手们必须专注地聆听、应和彼此的演奏，选择合适的时机插入。博比坚信，多年的音乐训练和即兴表演，有助于他的"音乐耳朵"永葆青春。

像博比这样的音乐人真的可以一直保持敏锐的听觉吗？芝加哥西北大学的尼娜·克劳斯（Nina Kraus）教授近几年一直专注于对专业乐手的听觉研究。而这一次，他们先对65岁的非专业乐手莫斯利博士进行了听力测试。

测试分为两部分，第一部分是被称为"听力敏度图"的标准听觉测试，受试者佩戴耳机，需要在听到声音时按下手中的按钮。第二部分则具有更高的参与度，主要是检查受试者在嘈杂环境中听清别人话语的能力。测试人员会播放录音，而莫斯利博士则需要努力从众多的

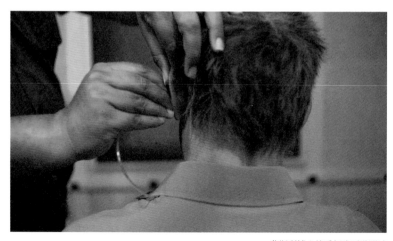

莫斯利博士接受标准听觉测试

噪声和谈话声中，分辨出一个特定的声音场景并复述出来，例如"沙丘上的甲虫沐浴在炙热的阳光下"。在前几段录音播放后，莫斯利博士基本能够完整地复述出话语内容；然而当录音逐渐变得嘈杂，莫斯利博士出现了"听不清""什么都没听到"的状况。他表示，"简直就是噩梦，好像困在一间酒吧里，所有人都在大声喧哗。"

测试结果表明，莫斯利博士的听觉阈值很符合其年龄，随着年龄的增长，65岁的他已经丧失了对一些高频率声音的听觉。

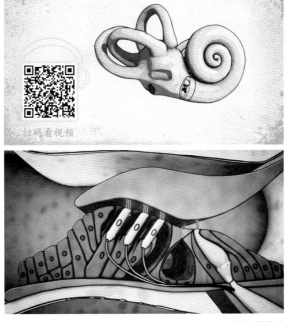

扫码看视频

耳蜗与其构造

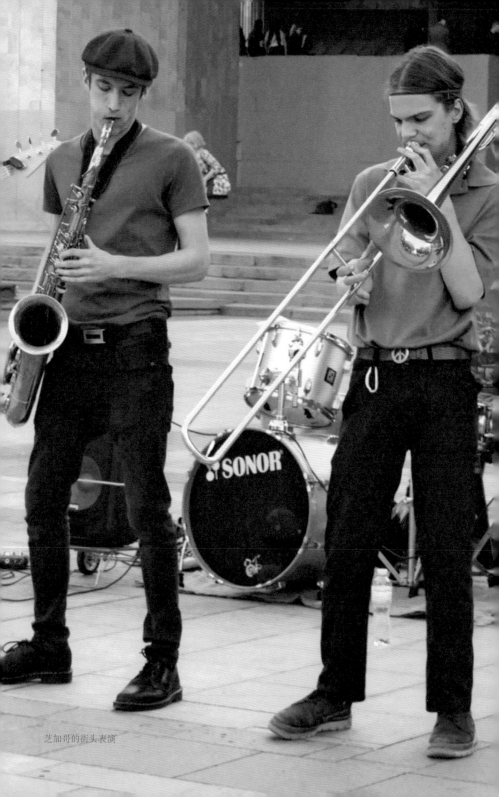

芝加哥的街头表演

听觉损伤会发生在我们的耳蜗。耳蜗是内耳骨内部一个蜗牛形状的器官，上面长满了毛细胞，这些毛细胞在声波通过时会振动并产生大脑可以解读的电流信号，随着时间的推移，毛细胞会因为磨损或声音过大而受损。接收较快频率的毛细胞工作更加繁重，通常最先出现损耗。

如果年龄和噪音会导致受试者器官损伤，那么乐手的听觉应该受损更加严重才对。事实的确如此，研究发现，职业音乐家罹患噪声性听力减退的可能性几乎达到普通人的4倍，52%的古典音乐人和30%的摇滚音乐人都患有某种程度的永久性听力减退。

乐手听力损伤程度超过普通人的情况并不少见，但乐手的听觉却依然很敏锐。这便出现了一个矛盾点，乐手和普通人一样听力会受损，为什么他们老年之后依然听觉敏锐呢？为什么"博比们"能保持良好的听觉？

为了找到答案，86岁高龄的博比也参与了听觉测试。结果显示，他也有这个年龄典型的听力损伤。在这之后，博比参与了一项特别的测试。这项测试检测的不是听力，而是大脑的功能，仪器所捕捉的并非耳朵所接收的信息，而是大脑对声音中不同元素做出的反应。

克劳斯教授为博比播放了精心挑选的声音，其中包含丰富的语言对话元素，甚至泛音。泛音可以让我们将一种乐器与另一种乐器区分开来，哪怕它们演奏的是同一个声调，泛音在对话中也非常重要，可以将

"笛"和"吉"、"大"和"架"这样容易听错的字区分开。

测试结束后，尼娜查看了60～70岁年龄段人群在这一测试中的一般表现，并将其与86岁的博比的测试结果对比，得到了一张折线图（见下图）。图中黄色的线是一般老年人的听觉表现，而红色的线则是博比的听觉表现。尼娜表示，博比的表现非常好，他对自己听不太清的声音也能有反应，因为他的大脑能够把声音想象出来，他知道该听到什么，并能够将内容拼凑完整。作为音乐家，他有着非常好的泛音强化能力，不仅对音乐反应敏锐，听到语言时同样反应出众。

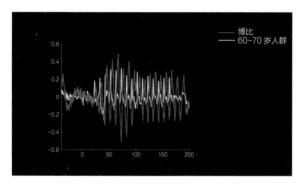

60~70岁普通老人（黄线）与博比（红线）的听觉表现对比

克劳斯教授指出，博比一直生活在充满声音的环境中，制造声音并创作音乐，他处在一个充满声波的世界里，这正是他保持出色听觉的关键。尼娜进一步说明，如果长期坚持创造令人愉悦的、身心舒畅的声音来表达深刻的含义，那么你就可以激活并强化自己的声音意识。使用另外一种语言、跟别人对话、创作音乐都是强化声音意识的重要方法。博比也很清楚，是愉悦的音乐帮助他的大脑达到了这样的结果。

由此可见，大脑的确可以弥补听觉能力的不足，而锻炼声音意识，可能就是我们对抗年龄相关的听觉失灵问题的关键所在。

小事 **NO.11** 一起来唱歌

好消息是，我们不需要几十年的音乐训练，也能提高自己的听觉水平。参加合唱就可以有效提升听觉敏锐度。

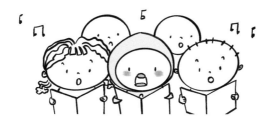

加拿大多伦多的科学家弗兰克·拉索（Frank Russo）教授组建了一个老年合唱队，招募了34名年龄在54 ~ 79岁的老年人组成合唱队，目的是研究上年纪的人练习唱歌是否能提高听觉能力。

在合唱队成立之初，拉索教授让成员们参与了听力测试，评估成员们在嘈杂环境中辨别声音的能力强弱。在测试中，受试者会听到一位女性在说话，声音一开始很清楚，后续则会逐渐被嘈杂的声音掩盖。受试者需要将听到的内容复述出来。

两个半月的合唱训练结束后，合唱队成员再次接受了同样的"多人谈话噪声测试"。拉索教授将成员们参与合唱训练前后的成绩进行对比，追踪记录合唱队成员对嘈杂环境中的语言识别能力变化。

10个月的合唱训练产生了令人吃惊的变化：合唱队成员的语言理解能力提高了10% ~ 20%，即词语捕捉数量增加了10% ~ 20%，表明成员们在谈话中的参与度和投入度都有所提升。这种提升，让他们的理解力提高到了三十几岁人群的水平。

多了解自己一点

耳蜗：内耳中传导并感受声波的部分，其名称来源于其形状与蜗牛壳的相似性，耳蜗的英文名 cochlea，在拉丁语中的意思是"蜗牛壳"。耳蜗是外周听觉系统的组成部分，其核心部分为柯蒂氏器，是听觉传导器官，负责将来自中耳的声音信号转换为相应的神经电信号，交送大脑的中枢听觉系统接受进一步处理，最终实现听觉知觉。耳蜗的病变和多种听觉障碍密切相关。

泛音：乐音由基音和泛音组成，基音是波形里振幅最大，频率最小的组成波；而泛音则是基音的整数倍，跟基音叠加在一起后整体波形仍然是基音的频率。因此，音高是由基音决定的，但是加入泛音后，波形的形态不再单纯，根据泛音的组成不同，波形会有不同的细节，由此产生了各种音色。

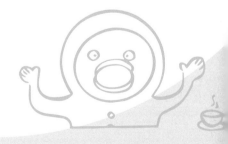

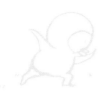

延缓视觉衰退

青光眼是老年群体一种非常普遍的致盲病因。不过，新的研究显示，有一种方法或许可以帮我们避免年龄相关的视觉障碍。

我们平时大多数时间都待在室内，因此，出来呼吸冰冷的新鲜空气感觉会很好。有时候想起自己的年龄，我会感到惊讶，原来我已经这么大年纪了。但我觉得自己不老，我现在的状态跟年轻时一样好。

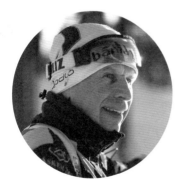

乔恩，68岁，滑雪运动员

规律运动降眼压

68岁的挪威人乔恩·福萨姆一岁时便开始滑雪，至今已经有60多年了。每年冬天，乔恩都会参加冬季两项大师级选手高级比赛，并且获得了不少金牌。

"冬季两项"包括高强度的越野滑雪和要求精度的步枪射击。这项比赛考验着选手的耐力、意志力和视觉能力，选手们在比赛当中必须尽可能提高速度，同时注意观察周围发生的情况。乔恩表示，他在射击的时候"视力还跟以前一样好"。在步枪射击比赛这部分，选手需要从50米远的地方射中一个高尔夫球大小的目标。上次比赛中，20个目标乔恩只有一个没打中，这是令人惊讶的好成绩——因为乔恩有青光眼家族史。

乔恩爸爸的兄弟姐妹都有青光眼，因此乔恩会去检查视力，结果显示他的眼睛状态非常好。为了证明自己的实力，68岁的乔恩第六次报名了冬季两项大师赛，他有信心夺冠。

毋庸置疑，乔恩的视力能够帮助他在比赛中获取优势，但问题在于，他的视觉敏锐度似乎已经违背了年龄规律。那么体育运动究竟在乔恩的好视力当中发挥了多大作用呢？

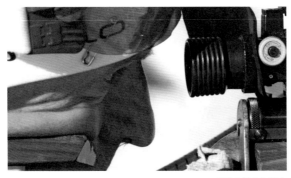

乔恩在射击比赛中

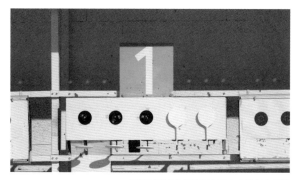
乔恩需要击中的高尔夫球大小的射击目标

　　根据已知老年健康科学知识不难发现，锻炼几乎可以对人体的所有器官产生积极影响，瑞士维西欧研究中心的科学家卡韦赫·曼苏里（Kaweh Mansouri）正在研究锻炼对年龄相关视觉丧失的影响，其研究重点正是乔恩的家族病——青光眼。青光眼被称为"无声的视觉盗贼"，它会悄悄地破坏患者的视力，视觉减弱的过程非常缓慢，且初期几乎没有任何症状。大约一半的青光眼患者一开始都意识不到自己的视力正在发生变化。通常先是边缘（外围）视觉开始减弱，尤其是最靠近鼻子部分的视觉，而患者要到丧失80%～90%视觉感受时，才能发现问题的存在，而到那时，问题往往已经十分严重了。

　　青光眼与眼压不断升高有关，这种压力可以损伤视神经，影响眼睛传送给大脑的视觉信息数量，造成周边视野逐渐丧失。

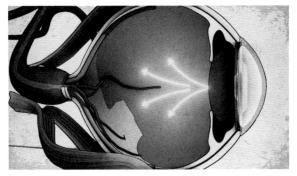

眼压对眼球的影响

曼苏里教授展示了视力正常的人与青光眼患者的视野差异：正常人的视觉范围可以看到整个街道的景象，包括正要过马路的孩子、街道上的皮球和汽车。而在一个中度青光眼患者的视野中，两个正在奔跑的孩子消失了。这是因为视神经被损伤后，传送给大脑的信息量会受影响，而大脑会自动填充视觉信息的不足，没有被看到的孩子就这样消失在视野中。这意味着，有一部分人在驾驶汽车的时候，根本不清楚周围的实际情况，而且这一群体的数量比我们想象的要多。

为研究体育锻炼对青光眼的影响，曼苏里教授研发了一款超级智能隐形眼镜，在柔软的硅质隐形眼镜上安装了智能设备，可以连续24小时

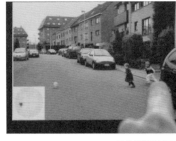

正常的视野范围

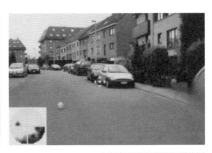

中度青光眼患者的视野范围

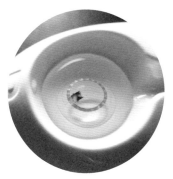

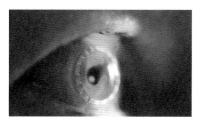

用于监测眼压的智能硅胶隐形眼镜　　　　　　　智能隐形眼镜佩戴的视觉效果

测量佩戴者的眼压变化，并将眼压数据传输出来。

　　75岁的青光眼患者多丽丝就是参与研究的志愿者之一，她戴上了曼苏里教授特制的高科技隐形眼镜。无论她在做什么，从骑动感单车课程到烹饪晚餐，镜中的金色环形传感器会不间断地收集并传输数据，这有助于曼苏里教授从中分析出不同活动对青光眼病情的影响。

　　通过获取的数据，曼苏里教授得到了多丽丝的眼压变化曲线图。数据显示，下午时段，多丽丝的眼压一直较为稳定，直到大约下午4点，有趣的现象出现了，多丽丝的眼压有所下降，这种低眼压状态持续了大概一个多小时，而这个时间段正是多丽丝在健身俱乐部练习动感单车的时间。更多的数据表明，每次多丽丝去锻炼身体的时候，她的眼压就会下降。

　　其他研究也表明，游泳和骑自行车等有氧运动可以降低眼压，甚至仅仅是每天多走5000步这样简单的事情，就能将与青光眼相关的视力下降风险降低

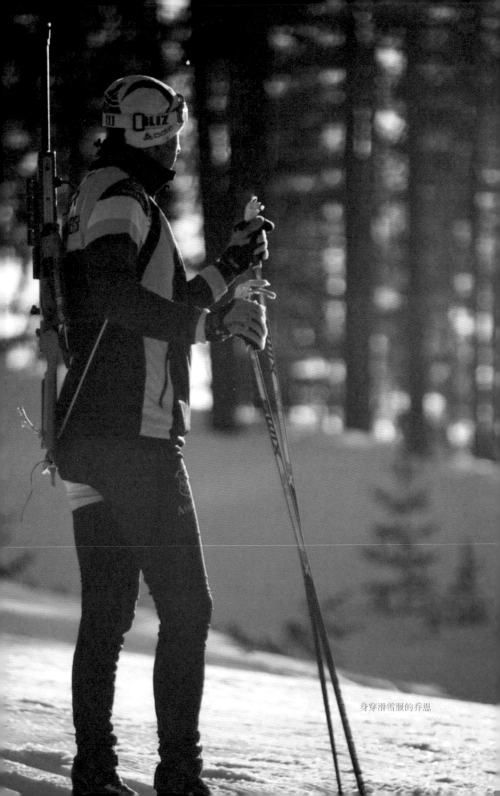

身穿滑雪服的乔恩

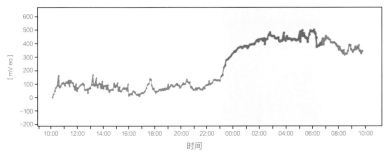

10%。曼苏里教授指出，多丽丝的病情在近7年里一直很稳定，除了坚持服药之外，也要归功于她充满活力的健康生活方式。如果像她现在这样坚持锻炼，很有可能避免青光眼的恶化。多丽丝分享道："我觉得应该每天坚持做多样的运动，这比一周锻炼两小时更加有效。"曼苏里教授表示认同，他指出，如果想保护视神经，避免青光眼的恶化，除了坚持服药之外，一定要保持规律性的体育锻炼。

　　这项实验再一次让我们看到了体育锻炼对眼部健康的强大影响力。运动让多丽丝的青光眼病情不再恶化，也是乔恩这位活跃的高龄运动员能保持敏锐视觉的原因。68岁的乔恩刚刚摘得他在7年内的第四枚冬季两项大师赛金牌。虽然有青光眼家族病史，但上了年纪的乔恩依然保持着出色的视觉能力，他和多丽丝的想法一致，常年运动的生活方式就是保持视力的秘诀。体育运动和训练有助于预防青光眼对他来说是个好消息，这使得他更加坚定了继续滑雪的决心，他的目标是到80多岁的时候还能参加冬季两项比赛。

小事 NO.12 — 吃鱼吃菜

研究显示，食物对眼部健康的影响也很大，对"黄斑变性"病症尤其有效。

"黄斑变性"是一种与年龄相关的症状，会损伤眼球后部的视网膜，是导致视力丧失的全球第三大病因，患者总数达到1.7亿人。研究表明，每周吃两次油性鱼类（即高脂肪鱼类），可以降低黄斑变性导致视力丧失的概率。

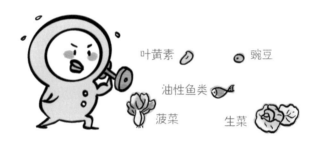

富含抗氧化成分的蔬菜，特别是含有叶黄素的蔬菜，也有助于眼部健康。当人体的叶黄素水平较低时，罹患年龄相关性黄斑变性的概率会更高。多吃含有叶黄素的蔬菜，可以帮助延缓黄斑变性的发病进程，比如甘蓝类蔬菜、豌豆、西蓝花、菠菜和生菜等。但如果已经罹患黄斑变性，医生建议可以服用多种维生素补充剂（含维生素C、维生素E、β胡萝卜素及锌），可以延缓黄斑变性的恶化程度达到25%。

多了解自己一点

青光眼：以视神经乳头萎缩及凹陷、视野缺损及视力下降为共同特征的疾病，病理性眼压增高、视神经供血不足是其发病的原发危险因素。青光眼的症状表现为眼部的胀痛、头痛、恶心、呕吐和虹视等，但并非所有青光眼均有此类症状，部分青光眼无明显症状，只有在视力完全消失时才会有不适感。青光眼又称视力的"偷光者"，多数情况下会在患者无任何知觉的情况下导致视力丧失。

叶黄素：别名植物黄体素，是一种类胡萝卜素，在蔬菜、水果、花卉中广泛存在。叶黄素是存在于人眼视网膜黄斑区的主要色素，集中在我们观察细节的那部分视网膜组织上，可以过滤蓝光、抑制自由基、增强视力，就像是眼睛的防晒剂。人体补充大量叶黄素，有助于维护视力持久度、提高视觉反应速度、减少视觉伤害。研究表明，叶黄素或许可以帮助预防与年龄相关的眼部疾病，如年龄相关性黄斑变性和年龄相关性白内障。

黄斑变性：通常是高龄退化的自然结果，随着年龄增加，视网膜组织退化、变薄，引起黄斑功能下降。黄斑变性发病年龄在45岁以上，年龄越大，发病率越高，双眼先后发病，为老年人视力障碍的主要眼病之一；症状为中心视力缓慢下降，可有视物变形，眼前有注视性暗影，最终中心视力丧失，周边视力存在。

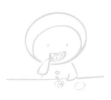

唤醒嗅觉大脑

　　味觉与嗅觉是相互关联的。我们能尝到各种食物的味道，除了口感之外，食物的气味也构成味道的一部分。我们之所以能闻到气味，根本原因在于鼻腔中的嗅觉感受器。如果嗅觉退化，味觉也会出现障碍。那么，我们应该如何避免这种"双重打击"呢？

　　要成为优秀的调香师，你必须热爱香水事业，还要记忆力很好，而且，需要花费很长很长时间。我从16岁就开始学习了，所以一定要有耐心。

鼻子和大脑的合作

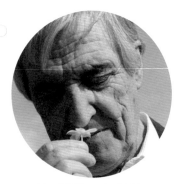

让·克劳德，75岁，调香师

　　法国的格拉斯几百年来一直是法国香水产业的大本营。嗅觉出奇敏锐的调香师让·克劳德就生活在这里，75岁高龄的他嗅觉依旧灵敏，得以领略生活中更多的美好事物，比如美食和葡萄酒。

　　格拉斯小镇的农田里种满了各种不同的植物，它们都是制作香水

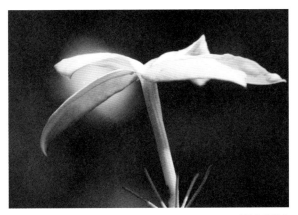

盛开的茉莉花

的关键原料。普通人一般只能闻到茉莉花香里的甜味，而让·克劳德能闻到好似桃子的果香味。他还知道，茉莉花在早晨是绿色的，气味很淡，白天的时候气味会变，有点桃子味，到晚上会带有动物的气味，"像马的味道"。

让·克劳德和女儿塞利娜正在调制一款专给宝宝用的新香水。两人从事香水行业的经验加起来有80多年了。据说，全世界合格调香师的数量比宇航员的人数还少！调香师的鼻子与普通人的有什么区别呢？

莫斯利博士作为初学者，和从业几十年的让·克劳德展开了一场嗅觉灵敏度的大比拼。他们需要嗅闻一些含有同种花香但是浓度不同的嗅棒。

气味会通过我们鼻腔深处像绒毛一样的微小嗅觉感受细胞传输到我们的大脑，但随着年龄的增长，

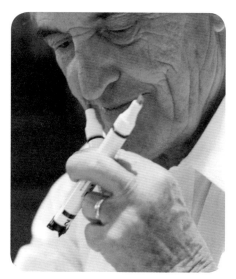

让·克劳德在闻嗅棒

这些细胞的功能会逐渐衰退。理论上，更年轻的鼻子嗅觉自然会好一些。但是，对于同样的嗅棒，莫斯利博士闻到了花香，但无法精准地分辨出是什么花，而年长10岁的让·克劳德却轻松地辨认出了嗅棒的气味是苯乙醇的气味（即玫瑰花的香味）。

让·克劳德指出，如果大脑里有这种气味并知道这种气味，就能够轻松地判断出来，反之就会困难很多。那么，多年以嗅觉为生的经历究竟给了他什么优势条件呢？

法国里昂的简·普莱利（Jane Plailly）博士正在寻找这一答案，她长期利用磁共振扫描仪研究高级调香师的大脑，其研究目的是确定与嗅觉专业能力相关的大脑变化。

普莱利博士要求调香师在磁共振扫描时完成两个任务。首先，调香师会通过一个面罩闻到一系列气味，此时扫描仪会记录下他们的大脑活动。然后，她关闭气味传送，要求调香师读出一个气味的名称并在大脑中想象这种气味。这对普通人有难度，但调香师可以让特定的气味在鼻腔内"出现"，就像真的闻到一样。

为什么调香师可以轻松想象出各种气味呢？他们的大脑和我们的有区别吗？普莱利博士指出，随着从业年龄的增加，调香师大脑中与气味处理相关的眶额皮层和梨状皮层区域都变大了，脑容量也增加了。他们的大脑的确与常人不同。

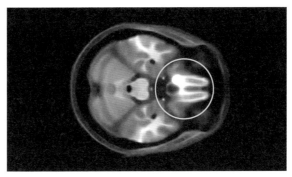

大脑眶额皮层增大

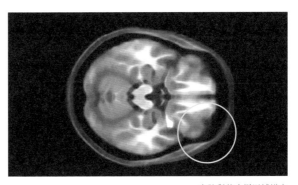

大脑梨状皮层区域增大

　　她还发现，调香师大脑的功能运作方式也发生了变化。调香师的专业程度越高，上述大脑区域的活跃程度反而越低，同时，大脑变得更具有选择性，分析气味的方式也更加高效。换句话说，经过多年的训练，调香师的大脑在处理各种气味的时候，已经不需要像我们的大脑这样拼命运转了。对于75岁高龄的让·克劳德来说，经年累月的实践赋予了他极为明显的嗅觉优势。

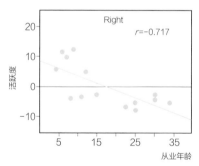

眶额皮层和梨状皮层活跃度随着从业年数增加而下降

小事 **NO.13** 闻闻柠檬 ･ ･ ･ ･ ･ ･ ･ ･ ･

嗅觉影响着我们生活的方方面面，但在它失灵之前，我们几乎完全感觉不到它的存在。我们分辨特定气味的能力总会随着年龄增长慢慢减弱，基本都是从五六十岁开始。

不过，我们还是可以通过练习来找回嗅觉。早晚各一次，从柑橘和柠檬等水果开始，闻一闻不同的味道，就有助于唤醒嗅觉。

柠檬、柑橘可以帮助恢复和训练嗅觉

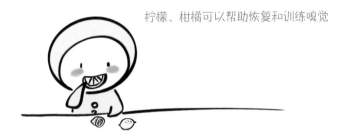

早上练习的效果最好，可以唤醒我们的嗅觉大脑和嗅觉功能器官。经过早上的练习之后，我们离开家，走过街道，走进地铁，穿过城市的时候，往往会突然注意到各种气味，嗅觉系统会变得像小狗一样敏感。

如果想要锻炼分辨气味的能力，最好的方法就是在吃东西或喝东西的时候，先花几秒钟去闻食物的气味。如果每天都进行这种练习，嗅觉就会越来越灵敏。

在伦敦大学的感官研究中心，巴里·史密斯（Barry Smith）教授收集了各种各样的气味。他认为，因为气味来源于不同的分子，会对人产生不同的效果，因此，把气味分解成各种独特的类型，会对训练帮助很大。柠檬香里面有重量较轻的分子，可以快速接触到我们的鼻腔，人体会快速对其产生反应，这些反应又会很快消失。随着年龄增长，我们对这类气味的反应也会最先消失，而皮革、麝香这类较重的气味分子则还是能够被闻到。

史密斯教授建议，我们必须花些时间专注于自己要嗅闻的东西。尝试着像兔子一样去闻，至少10秒钟。

人体有很多的通路，比如从内嗅皮层回到嗅觉感受器的神经通路，我们想要恢复失去的嗅觉，实际上就是在尝试重新连接这些通路。而重新连接通路最好的办法就是，每天两次嗅闻不同的气味——最好是在刚起床时和临睡之前练习。花香、果香、辛香都可用于嗅觉训练。

2015年的一项研究表明，近三分之一的嗅觉丧失患者经过为期12周的每日气味训练后恢复了一部分嗅觉功能。我们的确应该多花点时间来享受周围充满各种不同气味的世界，只要每天做两次简单的嗅觉练习，就能在未来许多年都保持敏锐的嗅觉。

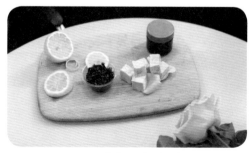

花香、果香、辛香都可用于气味训练

多了解自己一点

　　眶额皮层：位于额叶前下方的前额皮层，为覆盖于眼眶（形成眼窝的骨性结构）之上的大脑皮层，因此称为眶额皮层。眶额皮层是人类情绪产生的主要神经机制，是人类产生后悔情绪的最主要的神经区域，也与愉快、尴尬、愤怒、悲伤等情绪有关；其职能就是利用情绪反应指导行为，并在不同的社会情境中控制情绪的发生。

　　梨状皮层：外形像"梨"，因而被称为梨状皮层，位于大脑的中央内侧，是初级嗅觉皮层中最大的组成部分，并与许多大脑区域相连接。梨状皮层参与嗅觉、癫痫、学习与记忆、睡眠等功能，具备在空间认知方面的功能、非常适合形成气味 - 地点关联，并指导由嗅觉提示的空间导航。

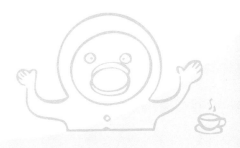

04

提升颜值

年龄的增长难免会在我们的身体和容貌上留下痕迹，逐渐变多的皱纹、慢慢长出的白发、日渐下垂的面部，都是时间留下的印记。那么，我们能否逆转这种变化呢？

抗皱努力不白费

随着年龄增长，我们脸部不可避免地会出现皱纹，然而有些人进入老年后，脸上却几乎没有皱纹，他们是怎么做到的？

人们通常认为我40几岁，但其实我是20世纪50年代出生的，已经有一个曾孙女了。这和我的生活方式，包括运动以及良好的饮食习惯关系很大。而且，我是黑人，"黑人不显老"。

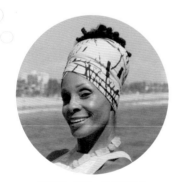

芭贝特，71岁，健身爱好者

防晒第一

71岁的芭贝特是一位国际级素食厨师、健身爱好者和励志演说家。她看起来很年轻，脸上几乎没有皱纹，性格爽朗，经常以健康营养教练、作家和厨师的身份出现在电视节目上。她的无限热情和容光焕发的外表令人赞叹不已，其中秘诀是什么？"黑人不显老"是真的吗？

为了探究肤色不同的人面部衰老情况的区别，莫斯利博士和芭贝特在洛杉矶一家外貌检测机构，接受了面部图像分析仪的检测。面部图像分析仪能检测到皮肤的真皮层，也就是表层以下的部分，正是这部分组织赋予了皮肤弹性和强度。

结果显示，莫斯利博士的眼下和眼角有些皱纹，和同龄男性相比较，他的皱纹要少于70%的人。而芭贝特的检测结果则显示，她的眼下和眼角皱纹很少，而且都不深，皮肤状况超过了90%的同龄人群。而且，虽然芭贝特的年龄比莫斯利博士大了6岁，但她的深皱纹却少得多。

莎伦·莫哈莱（Sharon Mohale）是查尔斯德鲁医科大学的皮肤专家。她认为，种族的确是影响皮肤

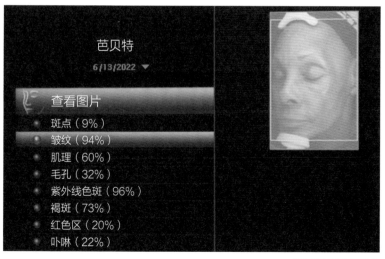

芭贝特的皮肤测试结果

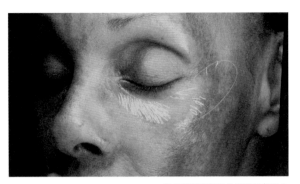

芭贝特眼下和眼角的皱纹都很少

状态的一个重要因素，随着年龄的增长，黑人皮肤的弹性组织变性相对较小。

弹性组织变性是指皮肤中层，即真皮层的逐渐分解。真皮层可以维持皮肤的结构和强度，主要由一种被称为胶原蛋白的坚韧支撑组织和一种弹性更强的物质构成，这两者是皮肤保持年轻和弹性的关键。但是，经常接受紫外线照射会破坏这些成分，导致真皮弹性组织变性，具体表现为胶原蛋白束的规则网络缺

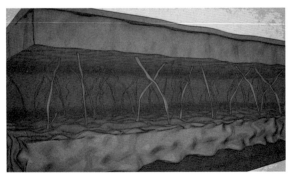

扫码看皱纹的产生

皮肤的真皮层

| 1类 | 2类 | 3类 | 4类 | 5类 | 6类 |
| 苍白 | 白色 浅色 | 中等白色 至橄榄色 | 橄榄色至 中等棕色 | 棕色到 暗棕色 | 暗棕色 黑色 |

抗紫外线能力

菲茨帕特里克皮肤肤色分型图

失和真皮上层网状组织中嗜碱性物质的积聚，从而使得皮肤表面出现皱纹。

根据菲茨帕特里克（Fitzpattrick）的皮肤肤色分型图（上图），我们的肤色可以分为六类，颜色由浅入深。第一类是红色头发、肤色非常浅的人群，他们晒不黑，但是往往更容易晒伤。第四到六类皮肤属于有色人种的皮肤，第六类皮肤也会晒伤，但需要更长时间，因为黑色素可在一定程度上阻挡有害的紫外线，从而保护深色皮肤避免晒伤，并能减少导致皱纹产生的真皮层分解。

黑色素可以在我们的皮肤毛发和眼睛中产生，负责着多种生物功能，包括皮肤和头发的色素沉着，以及皮肤和眼睛的光保护。黑色素是皮肤表面之下一层薄薄的颗粒物。第一类皮肤中的黑色素非常少，第四类皮肤中则有更多的黑色素，能为皮肤提供一定的保护作用，而在第六类皮肤中存在大量的黑色素，意味着存在于真皮层中的胶原蛋白和弹性蛋白几乎完全不

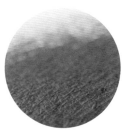

皮肤表层的微观效果

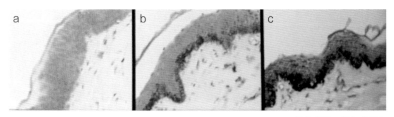

肤色越浅，黑色素越少

会受到阳光破坏，当紫外线照射到皮肤表层时，黑色素能保护下面的有益成分并维护面部皮肤的结构。

由此可见，深色皮肤中较高水平的黑色素可以保护脆弱的真皮层免受紫外线的伤害，就防晒系数而言，黑色表皮的防晒系数约为13.4，几乎是白色表皮的4倍，其保护效果与防晒系数为15的防晒霜相当，这意味着，深色皮肤的确不太容易长出皱纹。

不过，无论肤色如何，我们都需要涂抹防晒霜，因为我们需要采取防晒措施以预防皮肤癌。紫外线会改变表皮细胞中的DNA，而这些细胞会一直受到紫外线的照射。因此，无论是哪种类型的皮肤，我们都应当采取防晒措施，即便是第六种类型的肤色，也会因紫外线照射而出现肤色改变。

据统计，高达80%的面部衰老由太阳紫外线照射导致。虽然阳光可以合成有利于骨骼形成的维生素D，但阳光也是导致面部衰老的关键因素，因为紫外线会灼伤皮肤，降低皮肤的弹性，并导致皮肤过早老化。据说，如果能避免晒伤，那么我们的面部将在80岁之后才会开始衰老！面部皮肤可达到的理想状态将和不经常暴露在阳光下的部位一样——比如上臂内侧的皮肤。

"吃掉"皱纹

消除皱纹的愿望催生了大量的抗皱霜产品。关于抗皱霜，目前最可靠的研究认为，其中发挥最大作用的物质是视黄醇。视黄醇是一种维生素A，可以促进胶原蛋白和弹性纤维的生成，同时减少蛋白酶的合成。把这种物质涂抹在脸上，的确能增加面部皮肤的弹性和厚度，并减少皱纹。

不过，视黄醇也会刺激皮肤，所以我们应该从视黄醇浓度较低的抗皱霜开始使用，比如含0.1%视黄醇的抗皱霜。低浓度的视黄醇也能带来很好的效果。一项为期一年的研究发现，使用抗皱霜可以使眼睛周围的皱纹减少44%。

那么，还有其他方法能逆转皱纹吗？饮食是另一个方案。临床营养师薇薇安·范（Vivian Pham）博士正在研究阿陶尔福芒果对于皮肤状态的改善效果。

阿陶尔福芒果也被称为蜂蜜芒果，其维生素C、β-胡萝卜素和多酚的含量都极高，而这些成分对于皮肤都有着潜在的改善作用：维生素C可以改善皮肤生理功能，尤其是可以刺激胶原蛋白的生物合成，而

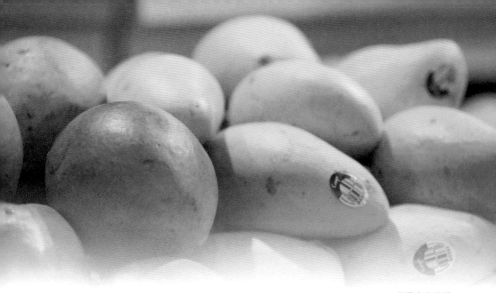

胶原蛋白有助于维持皮肤结构，从而实现"抗衰老"的效果；β-胡萝卜素是一种抗氧化剂，可以抵消阳光的破坏作用。

范博士对一组50～70岁的女性进行了一项临床试验，并评估了芒果对她们皱纹的改善作用。研究团队会测量参与者的面部和眼角皱纹，并以第0周的测量结果为基准，然后分别在第8周和研究结束时再次进行测量。受试者的面部皮肤被数字化绘制，精确到毫米。

几个月来，100多名受试者每周吃4次芒果，每次半个。测试结果显示，受试者面部检测出的深蓝色线条有所减少，这表明她的深皱纹减少了。从量化数值来看，她眼角皱纹的数量从21条减少到了18条，效果非常明显。此外，通过计算机结合其最严重的皱纹的深度和长度得出的结果可知，受试者的皱纹严重程度评分降低了大约15%，皮肤状态得到了明显改善。

在为期16周的实验结束时，范博士的团队发现，受试者的深皱

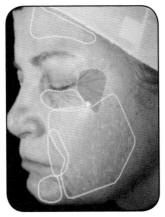

总数	
表面积（平方毫米）	395.8
表面积（%）	74.9226
平均严重程度	6211.64
平均长度（毫米）	6.16
平均宽度（毫米）	1.09
皱纹数量	64
临界值	
最小长度临界值 （1~50）/（3.7~10.5毫米）	12
最小严重程度临界值（1~50）	12
噪声抑制临界值（1~10）	5

受试者正在接受皱纹检测

纹减少了20%。能让50～70岁的人群皱纹得到逆转，的确非常不可思议。虽然还不确定这种效果能维持多久，但是每周两个芒果（每周4次，每次半个）确实能够产生很好的效果。范博士同时指出，过多摄入芒果并不会让皮肤得到更大改善，最重要的是适量。

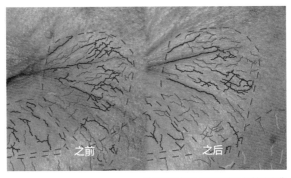

之前　　　　　之后

一位测试参与者吃芒果前后的皱纹变化

不止阿陶尔福芒果，普通芒果、甜瓜、胡萝卜和深绿色蔬菜，也同样富含可以改善皮肤的营养物质。

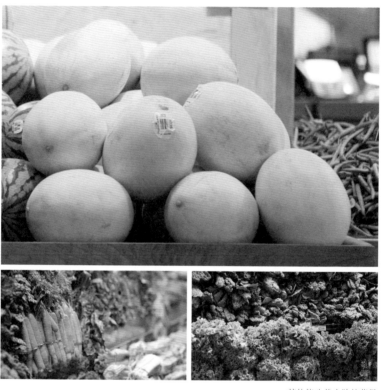

其他能改善皮肤的蔬果

小事 NO.14 — 面部瑜伽

面部老化的物理表现不仅包括皮肤松弛和晒伤，还包括脂肪和肌肉的深层结构体积损失。随着年龄增长，骨骼和肌肉对我们皮肤的支撑越来越差，会导致面部凹陷和面部下垂。面部瑜伽是一种已被证明可以对抗由年老导致的面部下垂的方法。

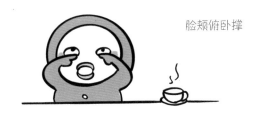

脸颊俯卧撑

"脸颊俯卧撑"练习。

1.张开嘴巴成"0"型，上唇裹住牙齿。

2.做出微笑表情，提升脸颊肌肉

3.把手指轻轻放在脸颊肌肉的最上面，然后放松脸颊肌肉。

4.再次"微笑"，向上提升脸颊。重复放下和提升9次。

这不只是为了拉伸肌肉，而是在进行抗阻训练，让肌肉变得发达，从而看起来更饱满。

加里·西科尔斯基（Garry Sikorski）开发出了世界上第一套也是唯一一套经过医学验证的面部瑜伽运动，包含一系列独特的动作，有助于锻炼面部肌肉，让肌肉得到强化和调节，就像我们去健身房健身一样。

芝加哥西北大学的一项小型研究对16名40～65岁的女性进行了观察。对于每一名研究参与者，加里都会教授18种不同的动作，并让她们自己选择日常练习的动作组合，通常每天需要进行15～20分钟的练习。研究人员在为期20周的实验之前和之后，测量了参与者的眼睛宽度和下颌轮廓紧致程度。结果显示，每位参与者平均看起来都年轻了3岁，其中最明显的变化是脸颊，参与者的脸颊变得更加饱满和紧致。

小事 NO.15 涂防晒霜

每天都要坚持涂防晒霜。防晒霜能让皮肤保持年轻的状态，如果你从十几岁开始一直涂防晒霜，那么到了50岁时，将会是朋友中皮肤最好的！

防晒是每日功课

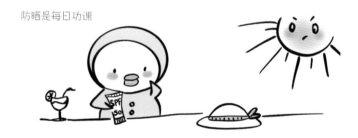

多了解自己一点

黑色素：一种氨基酸衍生物，在每个人的体内都有，20～25岁是黑色素沉淀形成的活跃期。正是由于黑色素的存在，皮肤才有了颜色，一旦黑色素在某种原因下不能形成，也就造成了色素脱失，从而形成了白斑。黑色素存在于皮肤基底层的细胞中间，基于人种差异，色素母细胞（黑色素母体）在体内的数量因人而异，有人天生黑色素母体就相对较多，从而导致黑色素生成较多，这也是每个人的肤色天生会存在差异的原因。

视黄醇：是一种有机化合物，维生素A的形式之一，是人体必需的营养物质，参与视觉细胞的构成，对维持暗光下的视觉功能很重要。皮肤功效临床试验显示，视黄醇可有效减少细纹，改善皮肤自然老化和光老化。

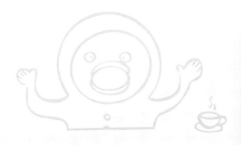

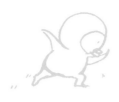

好心情赶走白头发

65岁之后，约四分之三的人会从只有几根头发失去原有颜色渐渐变成满头白发。虽然我们似乎应该对此顺其自然，很多老年人也对此表示接受，然而，科学家们关心的是，白头发与我们的生活经历究竟有怎样的关系。

一根头发的经历

人们普遍认为，压力会让我们的头发变白。传闻法国"末代王后"玛丽·安托瓦内特在等待处决时，头发竟在一夜之间变白了，中国也有伍子胥"一夜白头"的故事。但白发和压力之间是否有直接关系，精神生物学家皮卡德博士对此非常感兴趣。

研究表明，当毛囊失去制造黑色素的能力时，头发就会变白，而皮卡德博士疑惑的是，为什么一些头发会变白，另一些则不会？通过观察人们的头发，他发现一些灰白色的头发其实是一半白一半黑，也就是说，头发从头皮上长出时，可能首先表现为衰老的白色，然后又变成了黑色。

皮卡德博士利用参与者的头发开展研究。他将这些头发进行了数字化处理。其中有一根头发非常特殊：发梢是黑色（也就是先长出来的是黑色的）；然后头发逐渐变成了白色，直至完全脱色，就好像它的主人"一夜白头"了一般；但不可思议的是，这根头发逐渐又有了颜色，甚至发根部分完全恢复了黑色。也就是说，这根头发有三段颜色，最初是全黑的，之后有一段变白了，然后又变黑了。

这一变化过程表明，头发变白是可逆的！是参与者的身体发生了巨大生理改变引起了头发颜色突然改变，还是压力所致？为了查明原因，皮卡德博士团队创建了一个"回忆日记"，要求参与者回忆一年中让自己感到压力最大的事。在日记中，参与者对自己压力的描述是"最初几个月压力较轻，处于十级中的二级，然后经历了压力最大的两个月，压力水平达到十级，然后压力又降低了。"这与其头发颜色的变化密切相关，她来到纽约市找到一份新工作从而压力降低

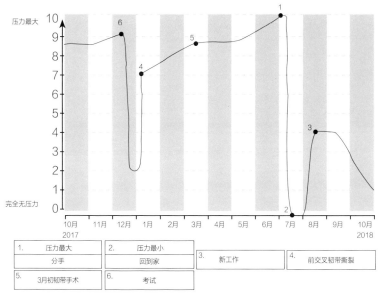

1.	压力最大	2.	压力最小				
	分手		回到家	3.	新工作	4.	前交叉韧带斯裂
5.	3月初韧带手术	6.	考试				

压力日记

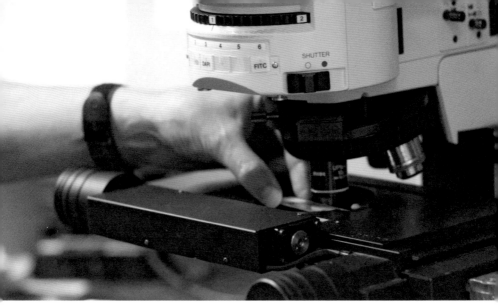

在显微镜下观察头发

的时候，正是她的白发再次变黑的时间。

皮卡德博士希望从细胞层面了解压力如何导致头发颜色消失以及这一过程是否容易逆转。为此，他们需要研究压力如何对我们的心理产生影响并导致头发失去颜色。研究者取下了莫斯利博士的两根头发，放在显微镜下观察，发现还没有完全变白。

由于头发的生长速度是恒定的，所以我们可以对拔下来的头发进行扫描，并将其切成代表一个月生长量的小段，然后将其放入碱溶液中溶解，最后将溶解物放入质谱仪中进行分析，研究人员以此来窥探在头发的生长过程中我们体内发生的生物过程，并发现其与头发变白之间的关系。

头发中的色素是由毛囊深处的细胞产生的，随着毛干的生长，这些色素颗粒会被包裹其中，有颜色的头发会不断向上延伸，并从头皮中长出。白发和有色头发唯一的不同是，在生长时产生色素的色素细胞是否已经停止了工作，或者说已经死亡。白发的根部已经没有了色素细胞，

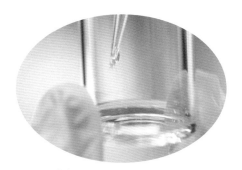

将剪成小段的头发放入碱溶液溶解

所以也就不再产生色素。

从某种程度来说，我们生活中经历的一些事情在我们的头发上会留下痕迹。这些发生过的事情会以隐蔽或明显的方式保存在我们的头发里，甚至可以连续留存几个月不止。

皮卡德博士的研究团队在头发中失去颜色的部分得到了一些意外发现：随着头发中色素水平的降低，另一种物质——线粒体出现了，并且水平大幅增加。我们通常认为线粒体是所有活细胞的能量来

扫码看头发色素

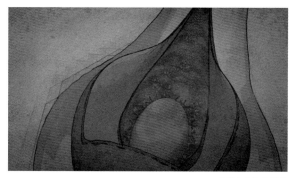

毛囊中的色素颗粒

源，它会吸收我们吸入的氧气以及我们通过食物摄取的营养物质，这些营养物质在线粒体中通过氧化作用可以产生维持细胞生命活动的电荷——这就是活细胞和死细胞的根本区别。

皮卡德博士团队发现，人们在面对压力时，线粒体会处于过度激活状态，也就是说作为整体的细胞和有机组织会变得更加亢奋。这种过度激活状态，能让细胞在危机中存活下来。但皮卡德博士认为，我们同时也要为此付出代价，那就是头发产生色素的能力变差。他指出，线粒体能量消耗的变化会反映在我们的整个身体，而不仅仅是头发上，这种现象被称为能量权衡。也就是说，如果某个生理过程需要更多的能量，那么这个过程就会剥夺其他生理过程的能量。

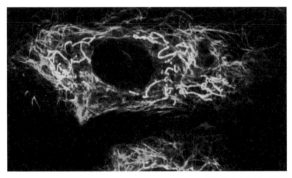

线粒体（白色条状物）

　　如果线粒体过度激活的状态持续时间过长，毛囊就会永久性地失去产生色素的能力。因此，如果能及时地为细胞减压，就有可能重新激活细胞产生色素的能力。

　　皮卡德博士团队的这项研究证实了大众长期以来的猜想——压力会让我们的头发变白。最重要的是，他们还发现，在压力消除之后，我们的头发还有机会恢复活力与本来的颜色——最近变白的一些头发颜色可以发生逆转。

　　同时，这项研究的意义也在于发现了压力对于身体衰老过程的重大影响：如果压力能扰乱头发细胞的关键过程，那么压力就也有可能扰乱身体的其他细胞。这项研究展示了大脑和身体是如何相互影响的，从科学角度揭示了我们的感觉、我们经历的压力以及生活中遇到的事情都可以改变我们的衰老过程，这对于预防衰老有很大的价值。

小事 NO.16 走进自然

压力对头发产生的影响，也适用于身体的其他部位，这意味着我们必须设法为自己减压，给自己一点休息和放松的时间。有一种简单的方式可以令人轻松地获得宁静：拥抱自然，仅是在树林之间漫步，就能让我们的身体状况得到改善。

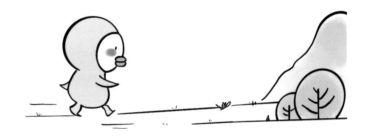

在森林中漫步15分钟就能让我们的应激激素水平降低15%以上。甚至只是坐在林地上就可以降低我们的血压，不止能愉悦心情，对我们的心脏也有好处。每周在自然中停留一个小时，可以产生巨大的作用，停留两个小时效果会更好，对于身心健康都有很大的益处。因此，抓住白发转变的关键期，走入自然，减轻压力，或许可以实现白发向黑发的逆转哦!

多了解自己一点

线粒体： 是一种存在于大多数细胞中的由两层膜包被的细胞器，是细胞中制造能量的结构，是细胞进行有氧呼吸的主要场所，其直径在 0.5～1.0 微米；除了能够为细胞提供能量外，还参与细胞分化、细胞信息传递和细胞凋亡等过程，此外，它还拥有调控细胞生长和细胞周期的能力。

能量权衡： 如果某个生理过程需要更多的能量，那么这个过程就会剥夺其他生理过程的能量，类似于能量守恒定律，即能量既不会凭空产生，也不会凭空消失，它只会从一种形式转化为另一种形式，或者从一个物体转移到其他物体，而能量的总量保持不变。

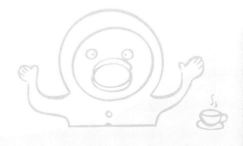

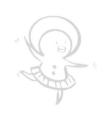

容光焕发源自内在

大部分人都很在意自己的外表。拥有活力四射的容貌，自我感觉也会更好。新的研究结果表明，面部细节也能反映出潜在的健康问题。

我们就是全网最红的中老年女性偶像团，很多粉丝在看到我们的照片之后表示了喜欢，这也让我们非常高兴。

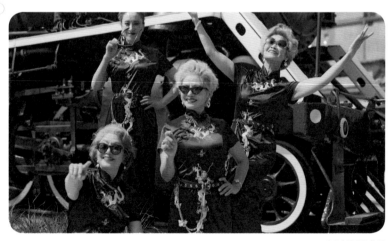

时尚奶奶团成员

身体状态写在脸上

在北京市中心，有几位女性引得路人纷纷驻足，她们被称为"时尚奶奶团"（又称"北京奶奶团"）。时尚奶奶团是社交媒体上的网红，抖音平台累计点赞量接近650万次，由一群年龄均为六七十岁的光鲜亮丽的老年模特组成。

时尚奶奶团的成员们都已到了花甲或古稀之年，团队的"任务"就是享受老年生活、展示真实自我。时尚奶奶团最初主要是发布自己的街拍小视频，随后在网络上走红，这彻底改变了她们的生活。

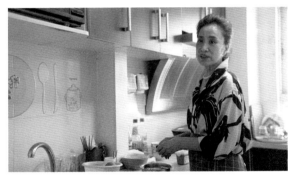

丽荣在家里做饭

63岁的丽荣在退休以后加入了时尚奶奶团，她认为，时尚奶奶团改变了自己的人生。丽荣开心地说："退休以后我才知道，原来到了这个年龄还可以这么穿。"62岁的佩玲有同样的看法："自从参加了奶奶团以后，我完全打破了以往的观念。现在我既

115

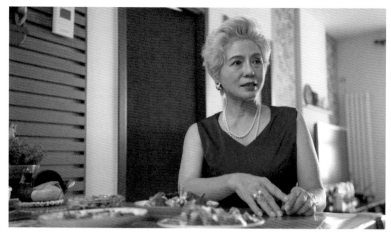

佩玲分享保养经验

可以做模特，又可以做博主。所以，每一个人都不要被年龄束缚，而要去做自己想做的事。"

外表和形象显然对时尚奶奶团非常重要，她们都有自己的保养秘诀。丽荣认为睡眠对一个人的精神状态以及皮肤的影响非常大，而佩玲则关注良好的健康饮食对身体机能的影响。

生活方式对于我们的容貌影响很大，反之，面容也是反映一个人健康状况的重要窗口。按照中医理念，面部给我们带来的信息非常丰富，它反映了人整体的精、气、血、津液以及脏腑的功能。中医问诊的"望、闻、问、切"四个步骤中的"望"便是"面相"。敏锐的中医能通过观察面部相貌辅助诊断疾病，这就是"面诊"。

北京大学计算机生物学家韩敬东教授正是受到了中医面诊的启发，从而致力于研究人体的健康状况在面部的反映。她研发了一种通过观看面容特征来帮助诊断疾病的先进技术，利用计算机和人工智能的技术，开发出一套用于量化分析面部特征的人工智能系统。据韩敬东教授介绍，这些人工智能模型通过分析一个人的面部特征，提供了疾病标记物的指示，涵盖了多个方面，包括但不限于炎症、脂肪肝、胆固醇、血压，甚至全身特征，如腰围。

韩敬东教授的团队还研发了关注个体衰老状态的"面部衰老时钟"。研究团队采用了先进的三维建模技术，对被测试者的面部进行细致扫描。团队还通过收集大量数据，建立了一个庞大的数据库，并利用这些数据训练了一套人工智能算法，能够准确地分析面部图像中的细微特征，准确计算出面部生物学年龄，揭示个体衰老速率。

韩敬东教授与时尚奶奶团见面，希望了解她们充满活力的外表是否能揭示一些健康信息。首先，通过人工智能系统的扫描仪器对她们的面部进行了测试，面部分析结果将揭示全身的广泛健康程度。同时，大数据还能够计算出她们的"目测年龄"，即在他人眼中的年龄。

测试过程中，受试者被要求做出中性的表情并保持静止。通过扫描测试，计算机绘制出了每位奶奶团成员的面部轮廓和特征，每个图像中都有大约三万个参照点。然后，研究团队将图像与从近5000名不同年龄的志愿者面部采集的测量数据进行比较。利用海量数据，人工智能系统找到了面部随着年龄变化的模式。韩教授指出，随着年龄增加，人的面部有一些很明显的变化，例如嘴和鼻子开始变宽，但额头则呈现

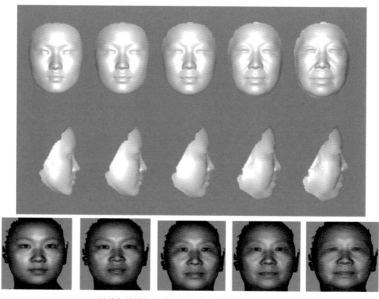

随着年龄增加，女性的面部有一些很明显的变化，例如嘴和鼻子开始变宽，但额头则呈现出了变窄的趋势。

出变窄的趋势。

根据这些数据，人工智能系统通过学习了几千个范例，掌握了判断年龄大小的模式，并且估算出了奶奶团成员们的外表年龄。测试结果显示，每位奶奶团成员的目测年龄都比实际年龄要小很多，这表明她们的身体衰老速度比平均速度要慢，也说明她们与同龄人相比更为健康。不过，测试受试者的目测年龄并不是人工智能系统的初衷，韩教授的研究表明，它比日历年龄训练的人工智能时钟更能反映一个人的健康状态，因此，它更重要的任务是要从受试者的面部获取更多的健康信息——这些健康信息有时候甚至是可以救命的。

通过参考数据库中已有的信息，人工智能首次将面部特征与慢性炎症等健康问题联系起来。慢性炎症是许多心脏和循环系统疾病的罪魁祸首，炎症可能会引发心脏病、癌症和痴呆。韩教授认为，这些炎症指标能够反映在面部，尤其是鼻部和唇部，例如鼻子和嘴巴的往外突出与额头的变窄缩进；与糖尿病、肾病相关的脂肪肝会表现为眼睑肿胀和腮部肥厚。

测试结果显示，丽荣和佩玲的面部特征表现很好，几乎没有脂肪肝和炎症，整体的身体健康状况很好。但是系统提示另外两位奶奶团成员的炎症水平较高，可能存在慢性炎症，需要进一步检查，其中包括脂肪肝的可能性，建议她们到医院作进一步检查与诊断。

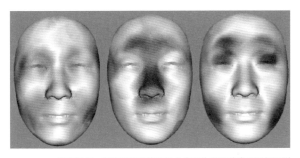

与糖尿病、肾病相关的脂肪肝会表现为眼睑肿胀和腮部肥厚

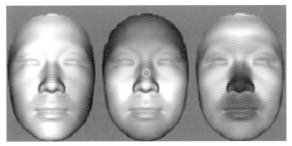

慢性炎症可以反映在鼻子和嘴巴的往外突出与额头的变窄缩进

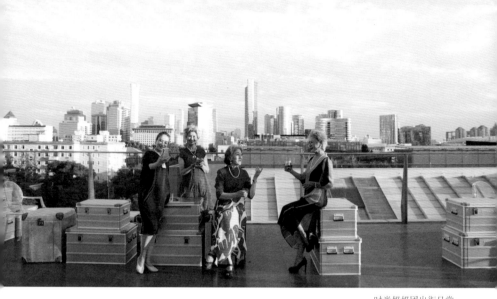

时尚奶奶团出街日常

　　需要说明的是，面部分析人工智能目前仍处于实验阶段，发现的问题也需要进一步诊断，不过，该系统有望被应用到医院和诊所，以发现那些容易被忽略的疾病迹象。

　　健康的确可以从容貌上表现出来。此外，我们也从奶奶团成员的身上看到了保持年轻心态的重要性。外表的美与否也许取决于观察者，但是现在，我们比以前更能够左右自己的外表了，从而也更能影响他人的看法。

　　＊感谢韩敬东教授团队为本节提供资料图片及内容审订。

积极的生活态度不仅能延长寿命，同时还能让我们显得更年轻。那些被我们放弃了几十年的爱好，现在是时候找回来了。我们仍然可以重拾一些过去擅长的事情，因为它已经刻印在我们的肌肉记忆里。

哈佛大学的研究人员进行了一项著名的实验，他们让一组70岁以上的老人回归20年前的生活方式。这些老人需要听音乐，穿他们五十多岁时穿的衣服。实验前后，研究人员分别进行了一系列测试，结果显示，实验参与者不仅感觉自己变年轻了，同时也真的更强壮、更灵活了——他们的听力、视力和记忆力都得到了改善。一组独立观察者甚至觉得他们看起来也更年轻了！

这项研究表明，许多老人可能没有意识到自己顺应了人们对老年人身体虚弱、行动不便的刻板印象。这展示了信念的力量有多么

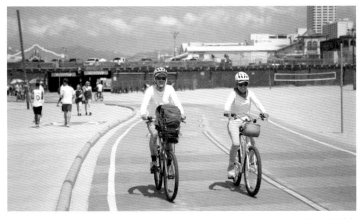

参与实验的老年人在骑单车

强大，仅仅通过表现得像年轻人一样，参与者就会变得更加强壮，感官也会变得更敏锐。

在距离上一次拿起舞棒近半个世纪之后，73岁的戴安娜重新燃起了少年时代的热情，不仅重新开始练习旋转舞棒，也想起了自己年少时旋转两根舞棒-抛出-侧手翻-再接住舞棒的动作。虽然现在的她不会再尝试这些复杂动作了，但这些美好的记忆都刻在她的脑海里。重新开始练习旋转舞棒以后，戴安娜的心理状态和情绪得到了明显改善。

找回少年时的爱好不仅让戴安娜自我感觉更年轻了，她看起来也的确年轻了不少。"这让我找回了快乐，熟练掌握我热爱的事情，能够让我保持专注并获得快乐。"

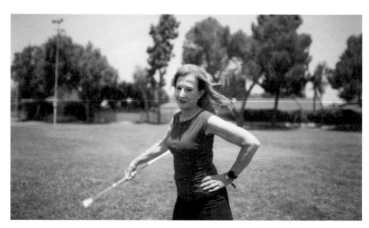

重拾旋转舞棒爱好的戴安娜

多了解自己一点

慢性炎症：慢性炎症是许多心脏和循环系统疾病的罪魁祸首，它可能由不会消失的感染、正常组织的异常免疫反应或肥胖等情况引起。随着时间的推移，慢性炎症会导致 DNA 损伤并导致癌症。

脂肪肝：是指由于各种原因引起的肝细胞内脂肪堆积过多的病变，是一种常见的肝脏病理改变，而非一种独立的疾病。脂肪性肝病正严重威胁国人的健康，成为仅次于病毒性肝炎的第二大肝病，发病率在不断升高，且发病年龄日趋年轻化；正常人肝组织中含有少量的脂肪，如甘油三酯、磷脂、糖脂和胆固醇等，其重量约为肝重量的 3% ~ 5%，如果肝内脂肪蓄积太多，超过肝重量的 5%，或在组织学上肝细胞 50% 以上有脂肪变性时，就可称为脂肪肝。非酒精性脂肪性肝病是一种常见疾病，常发生在超重或肥胖人群中，包括 2 型糖尿病患者。糖尿病会增加患非酒精性脂肪性肝病的风险。在这种情况下，即使患者很少饮酒或不饮酒，脂肪也会在肝脏中堆积。至少有一半的 2 型糖尿病患者患有非酒精性脂肪性肝病。

05

平衡内循环

维持人体平稳运行的系统非常复杂，而且有着微妙的平衡，所以随着年龄增长，这些系统会失去平衡也不足为奇，但是，仅仅通过一些生活方式的改变，这些系统或许就可以得到调节甚至修复，从而让身体维持良好的状态。

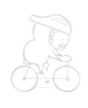

常运动，少生病

要寻找如何让身体保持内在健康的秘诀，最先要研究的就是对我们非常重要的免疫系统。

> 在50岁时，我突然对死亡产生了恐惧。有一天，我发现自己的肚子上堆起了脂肪，于是我下定决心准备减肥，便开始了骑行。早晨起床后，我会看看窗外，如果阳光明媚，我会激动地说要去骑自行车，我不会把这看作一种锻炼，距离和速度并不重要，重要的是对骑行的热爱。

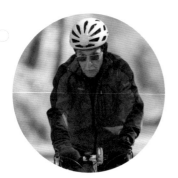

诺曼，86岁，骑行爱好者

骑行改善免疫系统

86岁的诺曼·雷扎勒斯一天可以骑行90公里。他平均每周骑行100公里。在骑行时，他会对着阳光微笑，他表示，将持续坚持骑行，直到"从自行车上摔下来"。

博克斯希尔山的垂直高度接近130米，坡面倾斜8度，要骑上去并不容易。这里曾经被作为伦敦奥运

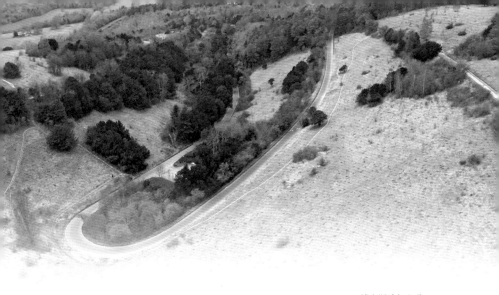

博克斯希尔山道

会自行车公路赛的赛场，对于普通人而言，骑行上山无疑是一项艰难的挑战，然而诺曼却能轻松完成这一目标。

在持续进行骑行运动后，诺曼的体重减少了将近20千克，而且他认为自己的免疫力也因此得到了改善——自从骑行以来，他很少感冒或者生病，从来没有生过大病，也从未服用任何药物。他坚信这一切要归功于骑行。诺曼的身体状况令人非常惊讶，因为从60多岁开始，人体的免疫力通常会急剧下降，从而更容易患上呼吸系统疾病，例如流感、肺炎等。

因为接受过医学训练，诺曼非常好奇骑行对他的身体健康状况产生的影响，他去了几所大学，想要说服他们研究体育锻炼对像他这样的老人产生的影

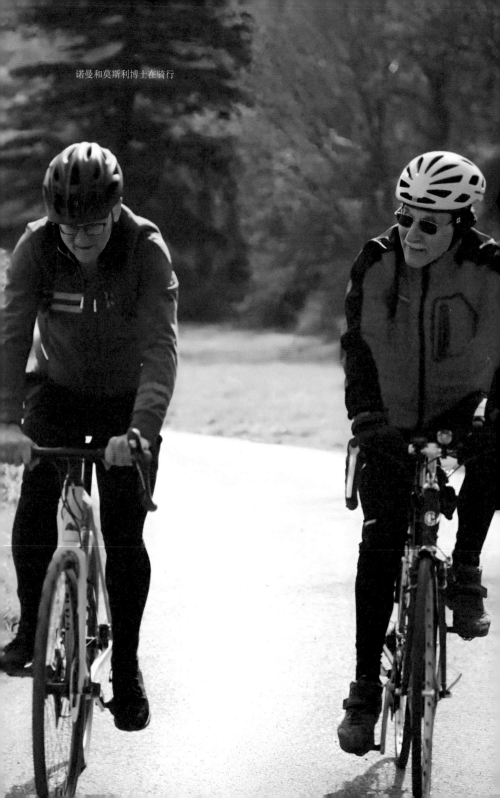
诺曼和莫斯利博士在骑行

响。伯明翰大学的珍妮特·洛德（Janet Lord）教授对此也很感兴趣，并接受了诺曼的提议。

洛德教授指出，人类寿命的长短20%由我们的遗传因素决定，但是哪些基因有助于长寿以及它们的作用机制是什么，我们目前尚不清楚。洛德教授想要研究体育锻炼等因素会对衰老产生怎样的影响。她选择骑行运动作为研究对象，因为骑行涉及身体平衡，又不会对关节造成太大磨损，是一种非常有益的有氧运动。

洛德教授的研究团队对125名55岁以上骑行者的多项指标进行了检测，一些结果在研究团队的意料之中，比如骑行者有着良好的肺功能和最大心率。但值得注意的是，研究团队在检测受试者的免疫功能时，惊讶地发现，这群55岁以上的骑行者拥有和二三十岁的年轻人相当的免疫功能，他们的免疫系统甚至能媲美比他们年轻50岁的人。这非常不可思议，因为我们通常认为，免疫功能在老年时期的减弱是不可避免的。

免疫系统的衰退主要是由人体中被称为胸腺的器官发生萎缩导致的。胸腺位于心脏正上方，其主要作用就是产生新的T淋巴细胞，而T淋巴细胞的作用就是对抗入侵的微生物。胸腺能诱导T淋巴细胞产生受体，这些受体可以区分"朋友"和"敌人"，经过充分训练的T淋巴细胞会被释放到血液中，以对抗入侵者。

遗憾的是，随着年龄的增长，胸腺的功能会逐

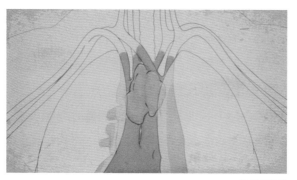

胸腺的位置

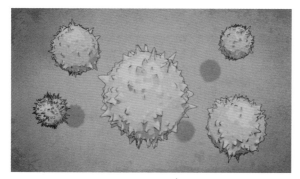

产生受体的T淋巴细胞

扫码看胸腺
与淋巴细胞

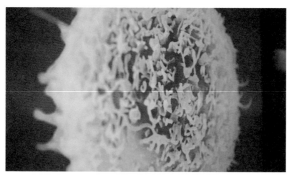

被称为CD8的T淋巴细胞

渐减弱。人的胸腺从儿童早期开始发育，并在15~20岁时体积达到最大，之后会慢慢萎缩，在40岁之后，这种萎缩会加剧。这正是老年人更容易感染疾病的原因——随着年龄增长，胸腺产生新T淋巴细胞的功能也会减弱，这会导致身体无法再对感染和疫苗做出反应。然而，令人振奋的是，参加洛德教授研究的老年骑行者们有着比同龄人更大的胸腺，并且其胸腺产生新T淋巴细胞的功能仍然和年龄仅为他们一半的年轻人相当，而T淋巴细胞的亚群CD8细胞，不仅可以杀死被病毒感染的细胞，甚至可以杀死早期的癌细胞。

洛德教授的研究分析显示，不锻炼的健康老年人体内，CD8的T淋巴细胞的数量会减少，而骑行者则保持着很高的CD8的T淋巴细胞水平，甚至接近健康年轻人。这表明，与体力活动较少的同龄人相比，这些老年人的胸腺输出功能可能保存得更好。

为了深入研究为什么运动可以增加T淋巴细胞的生成，进而增强人体的抗感染能力，洛德教授和伦敦国王学院的生理学家史蒂夫·哈里奇（Steve Harridge）教授以及诺曼展开了合作。许多控制身体

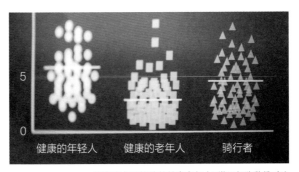

骑行者与不锻炼的健康老年人T淋巴细胞数量对比

如何运转的激素都是通过血液运输的，研究团队希望在血液中找到可以解释骑行者超强免疫力的线索。为此，研究团队对诺曼的血液进行了细胞免疫分析。

洛德教授的团队主要想要测试被称为细胞因子的免疫激素的水平。细胞因子是能激活免疫系统的蛋白质，可以调节胸腺的大小，但是随着年龄增长，细胞因子会失去平衡。白细胞介素-7就是一种细胞因子，有证据表明，白细胞介素-7是正常胸腺形成的必要条件，因而洛德教授检测了骑行者血液中的白细胞介素-7。结果显示，在不运动的老人体内，白细胞介素-7的水平要低得多，而在骑行者体内，这种细胞因子的水平很高，是久坐不动的老人的两倍，因此可以认为，骑行者体内的这种物质保护了胸腺，这或许就是他们拥有更健康胸腺的原因。

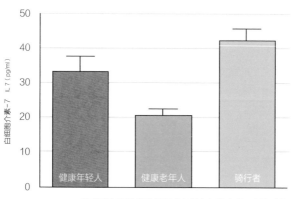

骑行者与不锻炼的健康老人的白细胞介素-7水平对比

白细胞介素-7可以由包括骨髓在内的不同身体部位产生，也可以在我们的肌肉中产生。哈里奇教授表示，最近有研究发现，由肌肉释放到血液循环中的这些物质会对身体的其他部分产生积极影响。在锻炼时，我们的肌肉会产生各种化学物质，这些物质可以促进肌肉生长，并燃烧热量。科学家们现在认为，其中的一些化学信使还可以增强我们的免疫功能。为了探索肌肉和免疫反应之间的关系，研究团队对诺曼的整体健康状况进行了检测。诺曼戴上了呼吸气体分析仪以及其他检测设备，在动感单车上骑行并接受监测。

检测结果显示，诺曼相对于同龄人而言非常健康，和参加研究的其他骑行者一样，他也有很大的肌肉量。洛德教授认为，肌肉量正是诺曼的免疫系统保持良好状态的关键所在，她指出，如果你是一个喜欢运动的人，你会产生更多的白细胞介素-7，因为锻炼能让人保持较多的肌肉量，从而可以源源不断地产生白细胞介素-7。而86岁的诺曼就是活生生的证明，保持肌肉的强壮，还能使免疫系统保持年轻状态。

对于自己拥有可以和二十多岁的年轻人媲美的免疫系统，诺曼表示，锻炼使他保持在一个86岁的老人应有的状态，"这才是86岁的人该有的样子。知道一

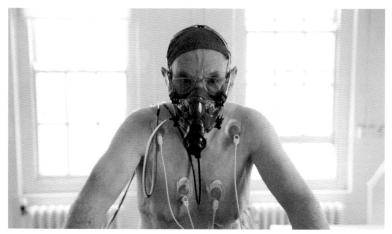

诺曼正在接受检测

种生活方式能让自己过上充实的生活，并将晚年变成黄金岁月，使自己能像享受青春一样享受晚年生活，这是一种非常美妙的感觉。"

诺曼的故事证明了运动不仅对心脏和大脑有益，同时还能改善免疫功能。年老并不必然意味着会生病，正如诺曼，只要能坚持骑行，他的黄金岁月将会延续下去。

　　为了保持身体免疫功能的健康，尝试骑行吧！这不仅能锻炼肌肉，更能增强免疫系统，帮助我们更好地对抗疾病。

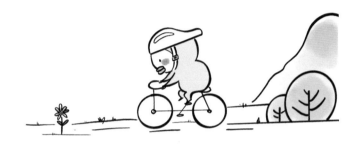

　　只要得其要领，走路同样能让我们离疾病远一些。一项研究发现，和每周仅锻炼一次或者更少的人相比，那些每周散步5次，每次至少步行20分钟的人生病天数减少了43%。在免疫学家希娜·克鲁克香克（Sheena Cruickshank）博士看来，每周需要散步至少三次，每次持续45～60分钟。不过，即使每天只散步10分钟也可以产生巨大的影响。

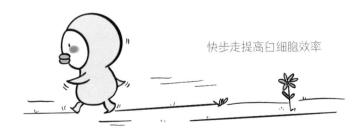

快步走提高白细胞效率

走路的速度非常重要，要想增强免疫力，在步行时需要保持非常"快"的速度——当感到呼吸急促或心跳加快时，速度才符合"快"的要求，简单来说就是"可以说话但不能唱歌"的速度。速度能达到每分钟100步以上，就可以增加我们的心率和血流量，每周三四次，每次大约40分钟的快步走可以使血流量增加多达15%。而血流量的增加可以加速白细胞进入身体各个部分并对抗感染。因此，运动可以帮助白细胞寻找更多的威胁，包括有害的病毒以及其他细菌，同时还能提高白细胞的功能，使白细胞在遭遇威胁时更好地做出应对。换言之，快步走能让白细胞变得更高效。

只要积极锻炼身体，不久坐，我们的免疫系统就能保持健康。所以，无论你是喜欢骑行还是游泳都可以，最糟糕的是什么运动也不做。不过，也要避免运动过量，对肌肉造成损伤并给免疫系统带来压力。

多了解自己一点

胸腺：人体的免疫器官及机体的重要淋巴器官，能储存分泌免疫细胞和免疫分子等，位于胸骨柄后方的前纵隔上部，腺体后面附于心包及大血管前面，由不对称的左、右两叶而成，其形状不一，有时呈短粗肥厚或长扁条状，在新生儿及幼儿时期较大，性成熟期最大，以后则开始萎缩，逐渐变小。

T淋巴细胞：简称T细胞，由一群功能不同的异质性淋巴细胞组成，由于它在胸腺内分化成熟故称为T细胞。T淋巴细胞来源于骨髓的多能干细胞（胚胎期则来源于卵黄囊和肝），按照功能和表面标志可以分成细胞毒T细胞、辅助T细胞、记忆T细胞、调节/抑制T细胞；具有免疫功能，主要是抗胞内感染、瘤细胞与异体细胞等。

白细胞介素：由多种细胞产生并作用于多种细胞的一类细胞因子，最初是由白细胞产生又在白细胞间发挥作用，所以由此得名；指一类分子结构和生物学功能已基本明确，具有重要调节作用而统一命名的细胞因子，它和血细胞生长因子同属细胞因子，两者相互协调、相互作用，共同完成造血和免疫调节功能。白细胞介素在传递信息，激活与调节免疫细胞、介导T、B细胞活化、增殖与分化及在炎症反应中起重要作用。

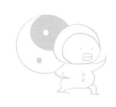

慢生活，快代谢

随着年龄增长，受到影响的不只有免疫系统，负责把摄入的食物转化成能量的新陈代谢系统，在我们60岁以后也会开始走下坡路，除了让我们变胖，还会增加我们患上心脏病和糖尿病的风险。有一种舒缓的运动，或许可以解决这个问题。

我有中央肥胖，所以医生建议我在饮食方面要有节制以及多做运动。我家人中，父亲就曾经因为心脏病而离世。练习太极让我不再刻意地减肥或节食，而是更注意健康，少吃油腻的食物。

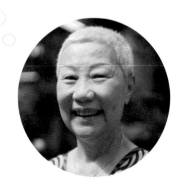

陈秀群

太极减重

69岁的陈秀群是萧明辉博士招募的实验对象之一。萧明辉博士是香港大学的运动科学家，他指出，老年人难以控制体重是有原因的，随着年龄的增长，新陈代谢会放缓，如果还保持和年轻时相同的饮食模式，就会导致热

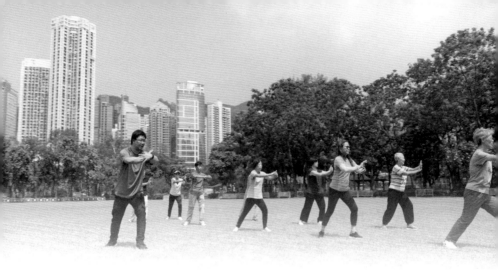

实验志愿者正在打太极

量摄入过多，从而使脂肪在身体中堆积起来。体重和腰围的增加会对我们的健康产生严重影响。研究表明，腰围每增加一厘米，心血管疾病的患病风险就会增加3.2%。萧明辉博士想要研究，中国传统太极运动能否解决新陈代谢放缓的问题。

为了比较太极拳和中等强度运动对新陈代谢衰退的影响，萧明辉博士招募了500多名50岁以上有中央肥胖的实验对象，其中就包括陈秀群。招募的志愿者被随机分成三组，一组被要求不要改变生活习惯，第二组志愿者则需要进行为期12周的常规肌肉训练和有氧运动，而陈秀群被分派成为第三组实验参与者中的一员，他们被要求在相同的时间里每周进行三次太极拳练习，每次持续一小时。虽然以前从未学过太

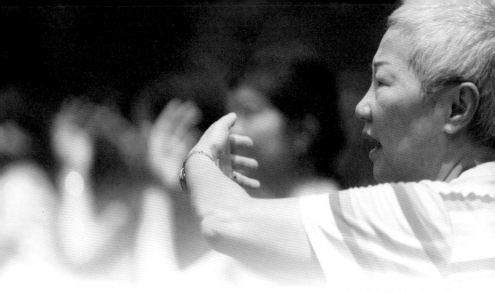

极，但陈秀群觉得太极很有吸引力，会有利于身体健康。

太极拳可以被看作一种"移动的冥想"，练习者需要用意念控制身体。通过练习太极，人可以获得更好的自我感觉、对身体更好的感知以及对身体更好的控制能力，另一方面也可以锻炼自己的身体，肌肉量会增加，运动功能也会增强。

不到0.5千克重的肌肉每天就能燃烧50～150卡路里的热量，而相同质量的脂肪燃烧的热量仅有3卡路里。随着肌肉的萎缩，新陈代谢也会随之减缓。

还有一种代谢被称为"静息代谢"，静息代谢率是身体执行包括呼吸、泵血和消化未转化为脂肪的食物等基本功能时燃烧热量的速率。体型较大或肌肉较多的人能燃烧更多的热量，即使在静息时也是如此。与同年龄、同体重的女性相比，男性通常拥有较少的脂肪和较多的肌肉，所以男性能消耗更多的热量。

在完成了12周的太极训练后，陈秀群的腰围减少了2厘米，这一结果保持了6个月。腰围减少2厘米，意味着陈秀群患心血管疾病的概率降低了6%。因为新陈代谢放缓导致的一个严重后果就是器官周围会堆积起脂肪，即内脏脂肪，而腰围是衡量内脏脂肪量的一项关键指标。萧明辉博士对测试结果很满意，因为腹部赘肉对我们的健康有很大影响。

对实验结果的数据分析表明，太极可以和传统锻炼同样有效。对比不要求改变生活习惯的对照组，统计学模型估算出练习太极的实验参与者腰围平均减少了1.8厘米，而进行传统锻炼的实验参与者腰围则平均减少了1.3厘米，没有改变生活习惯的对照组腰围甚至有所增加。

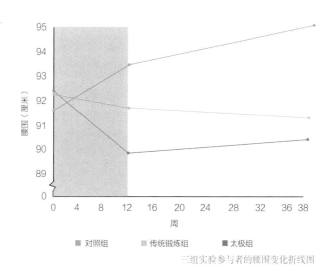

■ 对照组　　■ 传统锻炼组　　■ 太极组

三组实验参与者的腰围变化折线图

　　为了解腰围的变化是否会对实验对象的代谢健康产生影响，萧博士还测量了参与者的胆固醇水平，这是心脏病患病风险的关键指标之一。高密度脂蛋白胆固醇对心脏健康有利，因为它能抵消会引起心脏病的低密度脂蛋白胆固醇的影响，所以高密度脂蛋白胆固醇含量越高越好。测试结果显示，在12个星期的训练中，没有改变生活习惯的对照组的高密度脂蛋白胆固醇含量平均下降了5%，而太极拳则让陈秀群维持了良好的高密度脂蛋白胆固醇水平，并且整体看来，练习太极拳的实验对象的平均高密度脂蛋白胆固醇水平长期维持在较高水平。从图表可以看出，练习太极拳产生的效果比中等强度运动产生的效果更持久，在6个月的随访期之后，传统锻炼组没能继续保持良好的胆固醇水平，而太极组却可以长期保持。

　　肌肉会燃烧热量，而练习太极拳可以燃烧内脏脂肪，增加我们的肌

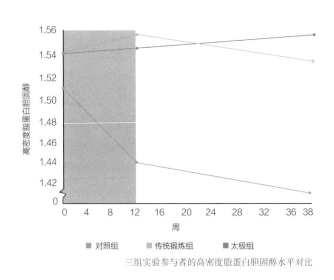

三组实验参与者的高密度脂蛋白胆固醇水平对比

肉量并减小腰围。你可能会觉得太极运动的强度看上去不大。太极组成员腰围的减小背后应该还有其他原因。对此，萧明辉博士解释，太极是一种身心运动，这意味着，练习太极拳不仅能锻炼身体，还能锻炼大脑。

也有研究表明，练习太极拳可以改变大脑的结构，增强其中调节饮食行为的区域——岛叶皮层。许多人会在运动之后胃口大开，而萧明辉博士认为，练习太极拳可以影响大脑，有可能使我们在大量进食之前更容易停下来思考。

练习太极拳使得人的感知力增强，无论对于自己的身体还是行为都能有更好的觉察。萧明辉博士补充道："练习太极拳会让我们的身体做出一些调整，并可能改变我们的饮食行为。"因此，太极拳可以作为中等强度运动的替代方案，帮助我们减少腰围，减少有害的内脏脂肪堆积，并在新陈代谢放缓、减肥变困难时，改善我们的胆固醇水平。

＊感谢萧明辉教授团队为本节提供内容审订

喝绿茶促进新陈代谢

除了太极，另一种传统的生活方式也能帮助身体应对新陈代谢减缓产生的不利影响——饮茶。

茶在中国历史中曾长期被视为一种药材，唐宋以后，茶被广泛用作饮品。按照中医理论，绿茶具有清热消炎的作用，据《本草纲目》记载："茶苦而寒，最能降火。"

在人们相信茶具有的多种功效中，其中一项有着充分的科学依据：茶，尤其是绿茶能够加快新陈代谢。泰国科学家进行了一项研究，让超重女性在餐前服用250毫克绿茶提取物片剂。在为期12周的实验结束后，研究者发现这些女性在休息时消耗的热量平均增加了大约60卡路里，相当于每天步行20分钟左右消耗的能量。

茶叶加工步骤一般包括萎凋、杀青、揉捻、发酵、干燥等，各个加工环节对茶叶的化学成分有不同的影响并能最终决定茶叶的品质。萎凋会降低茶叶的含水量，并增加细胞的通透性、水解酶活性，以及物

冲泡绿茶

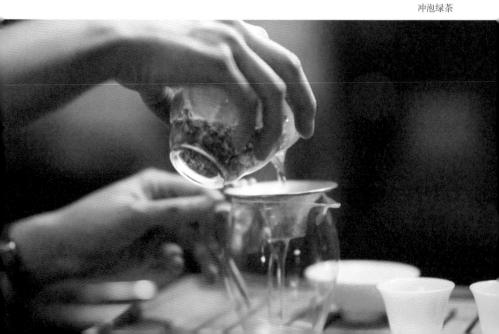

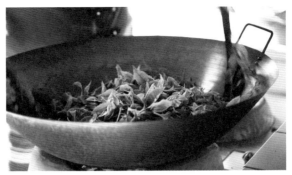

炒青

质的水解。杀青，也称炒青，是茶叶加工过程中的一个步骤，用于使多酚氧化酶和过氧化物酶之类的酶灭活。经炒制、烘烤、晒干或蒸制来抑制多酚的酶促氧化，可防止茶叶的氧化褐变。

绿茶之所以能促进新陈代谢，部分原因在于茶叶采摘之后的制备方式。茶叶中含有的氧化酶能和空气中的氧气发生反应，这就会破坏茶叶中名为儿茶素的风味化合物。儿茶素属于酚类化合物类黄酮家族，对于茶的风味起着决定性作用，当儿茶素与咖啡因搭配时，会刺激神经系统消耗更多的热量。红茶在制备时，会让茶叶充分氧化，而绿茶采摘后不久就会被炒制或蒸制，这一过程会破坏氧化酶，从而阻止茶叶进一步氧化，让茶叶保持绿色，并能保留茶叶清新的香气和口感，同时也保留了更多的儿茶素。绿茶中儿茶素的含量大约是红茶的4倍。

小事 **NO.19** 慢慢喝茶，慢慢运动 ••••••

如果想更快地消耗热量，可以每天喝一两杯绿茶，加快新陈代谢。

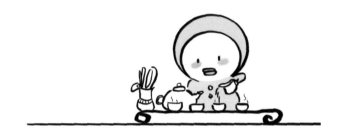

试试舒缓的运动，如打太极，这不仅有利于锻炼身体，还可以减少体内脂肪，减轻随年龄增加的腰围。

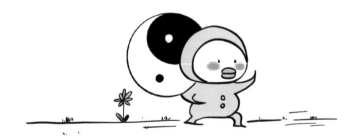

多了解自己一点

胆固醇：人体内的脂类物质主要分为脂肪和类脂，类脂是生物膜的基本成分，约占体重的 5%，除包括磷脂、糖脂外，还有很重要的一种叫胆固醇；胆固醇又分为高密度胆固醇和低密度胆固醇两种，前者对心血管有保护作用，通常称之为"好胆固醇"，后者偏高，冠心病的危险性就会增加，通常称之为"坏胆固醇"。血液中胆固醇含量每单位在 140～199 毫克之间，是比较正常的胆固醇水平。

岛叶皮层：岛叶又称脑岛，位于大脑外侧沟底。岛叶皮层是大脑皮层的一部分，能够接收躯体生理状态各方面的信息，将这些信息再传导至其他决策相关的脑区。岛叶皮层是味觉乃至内脏的初级感觉皮层，是响应刺激和协调行为反应的关键区域。

氧化酶：过氧化物酶体中的主要酶类，大约占过氧化物酶体酶总量的一半，包括尿酸氧化酶、D-氨基酸氧化酶、L-α-羟基酸氧化酶等。氧化酶在身体内起重要作用，可参与人体的各项生理反应，在医学上作为可食用工具酶，用来检测血糖或者尿糖，在工业上，氧化酶可以加快产品的生产。氧化酶也被认为与机体衰老有关。

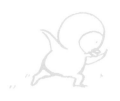

提高血液效率

随着年龄增长，降低的不只是我们把食物转化为能量的能力，将能量输送到我们器官的系统——血液循环系统，也会变得越来越低效。然而在迷人的地中海地区一个地方，那里的人们似乎可以对抗这种机能的衰退，往往也更加长寿。

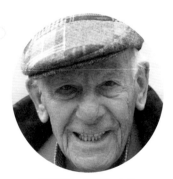

"我从未服用过任何药物，平时会开车下山。每天骑20分钟自行车。"

安东尼奥·格里普，98岁

地中海饮食改善微循环

安东尼奥·格里普已经接近百岁，是奇伦托最长寿的老人之一。意大利的奇伦托有欧洲的第一所医学院，也有着欧洲最高的百岁老人比例，60多岁的人在镇上已经算是年轻的了。

　　奇伦托地区约有30万名居民，其中约有130人达到或超过了100岁，这个比例比意大利的其他地区高出了25%。98岁的安东尼奥没有服用药物，他的身体还很灵活，每天早上他都会去和邻居共有的菜地里劳作，管理菜园、种植蔬菜，与此同时，他的日平均活动量大致相当于骑健身脚踏车20分钟，他甚至还养了一条非常活跃的狗。他的邻居——一些80多岁的老人，也在给予他帮助，安慰他、照顾他，所有这些都是他充满活力、精神饱满的原因。

　　意大利的这个地区成了科学家们研究长寿和

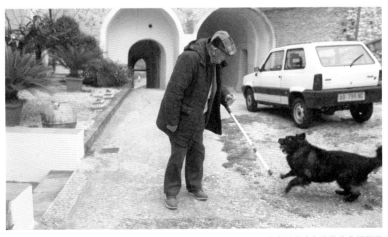

安东尼奥在与宠物狗尤里玩耍

健康生活秘诀的圣地，其中就包括罗马大学的萨尔瓦托雷·迪·索马（Salvatore Di Somma）教授。为了发现奇伦托地区居民的哪些生活方式有助于延长寿命，研究人员对安东尼奥和一些当地居民开展了问卷调查，并展开了一系列健康检测，包括血液检测等。结果显示，安东尼奥的健康状况非常好，如果依据检测结果进行推断，98岁的他生理年龄更接近60岁。

索马教授指出，安东尼奥良好的身体状况得益于器官的良好血液供应，即微循环。微循环是体循环的末梢血管网络，它是人体血液供应的终点，也是我们的动脉与器官和组织连接的地方，较大的血管变成了直径约为0.2毫米的细小的毛细血管，毛细血管会把葡萄糖和氧气等营养物质直接输送给组织，并被组织转化为能量。微循环的其他功能还包括调节血管内和组织空间之间的溶质交换，并负责将所有血液携带的激素和营养物质向组织细胞输送，这些组织细胞的功能包括调节免疫

扫码看血液微循环

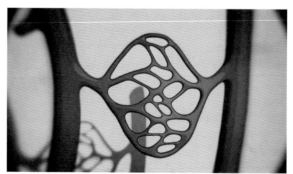

较大血管与毛细血管的转化

系统、血液的功能活动以及凝血功能。

索马教授表示，奇伦托的这些老人虽然已经90多岁了，但是他们的微循环却和30岁甚至25岁的年轻人相当！此外，他还检测了老人们血液中一种名为肾上腺髓质素的蛋白质。一般认为，如果肾上腺髓质素含量过高，意味着血管已经发生了渗漏，会影响到微循环。索马教授发现，包括安东尼奥在内的奇伦托老人肾上腺髓质素的水平远低于我们的想象，说明他们的微循环非常好。

"良好的血液供应，意味着充足的氧气输送，"索马教授解释道，"当器官出现一些损伤时，我们仍然可以通过微循环来恢复氧气供应。"血液中的氧气是治疗所必需的，血细胞，包括富含氧气的红细胞，可以帮助新组织的建立。因此，氧气对于伤口愈合至关重要，它会以复杂的方式参与许多生物学过程，包括细胞增殖、血管生成和蛋白质合成，这些过程是恢复组织功能和完整性所必需的。

奇伦托的老人为什么能有如此健康的微循环呢？当地的饮食方式显然最容易引起注意。典型的奇伦托饮食又被称为"地中海饮食"，其中大部分食物都是蔬菜，连油炸食品用的也是橄榄油。

"地中海饮食"起源于20世纪60年代的意大利奇伦托，是20世纪60年代早期希腊和意大利南部典型的生活方式中的一种饮食模式。最早的一些针对饮食和健康关系的研究就是在奇伦托进行的。索马教授认为，这里的饮食方式非常值得推广，大量研究表

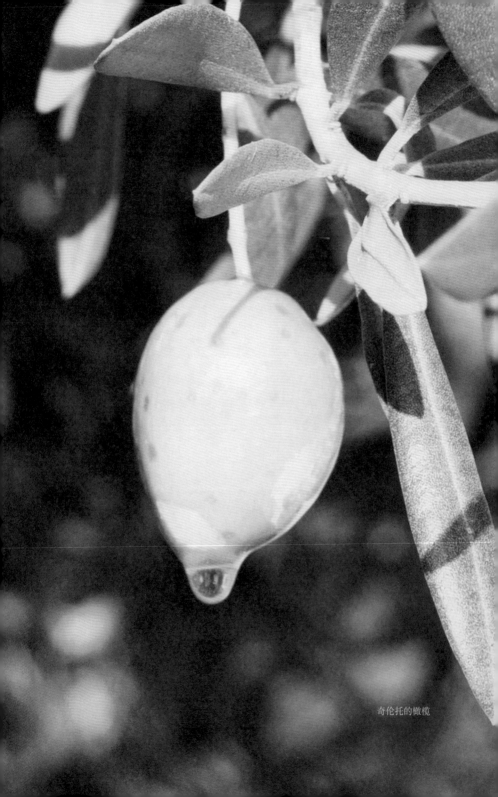

奇伦托的橄榄

明，当地饮食中未加工的食物更有助于延长寿命。

短期食用奇伦托当地的食物是否也能改善我们的微循环呢？索马教授邀请了60名瑞典人来食用当地食物，在他们连续吃了7天当地典型的食物以后，索马教授检测了这些瑞典人的血液，结果发现，他们也有了较低的肾上腺髓质素水平，表示微循环得到了明显的改善。

索马教授认为，是橄榄油发挥了主要作用，瑞典人在烹饪时主要使用黄油而非橄榄油，把黄油换成橄榄油，意义非凡。古希腊人在公元前500年前把橄榄树带到了意大利。得益于这里的良好土质，橄榄树长得

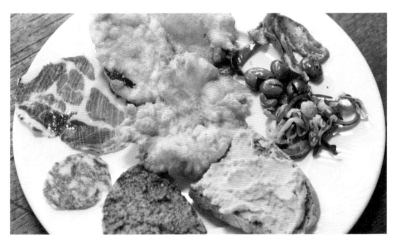

典型的奇伦托饮食构成

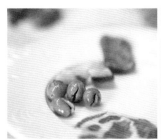

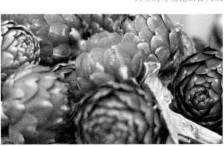

橄榄　　　　　　　洋蓟在欧洲被誉为"蔬菜之王"

异常茂盛。橄榄油与长寿和健康老去的理念密切相关。2500多年前，在奇伦托建立了欧洲最早的医学院，人们会到这里来接受治疗，可以说，这里曾有过欧洲最早的"医学中心"。

随着年龄的增长，糟糕的饮食以及由免疫功能下降导致的和衰老相关的炎症会使我们的血管弹性降低，同时变窄。衰老是心血管疾病的主要危险因素，并与炎症因子显著增加有关。目前的研究表明，炎症因子的增加会破坏微血管内皮，损害血液流动，并对脉管系统产生负面影响。而橄榄油中的天然成分，如羟基酪醇可以减少炎症，这可能就是当地人血液循环良好的秘诀。

除了橄榄油，奇伦托还有许多食物也能改善血液供应并能促进晚年健康。当地的饮食方式包括家庭烹调食物、大量使用橄榄油、摄入油性坚果、鱼、大量的豆类、新鲜蔬菜和水果，同时减少含糖垃圾食品的摄入。这种饮食已经被一次次地证明对大脑、身体和体重非常有益，或许这就是当地人长寿的秘诀。

小事 NO.20 — 地中海饮食

橄榄油可以改善我们的血液循环，可以尝试多用橄榄油烹调食物。此外，地中海饮食中的油性坚果、鱼、豆类、新鲜蔬菜和水果都是有利于健康的饮食。

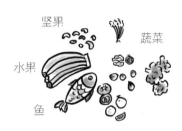

小事 NO.21 — 泡个热水澡

舒服泡个热水澡，也能改善我们的血液供应。这是因为在热水中浸泡，能让体温升高，身体会把血液引向皮肤来帮助散热，同时，为了维持血管内的血压，我们的心跳也会加快，对于促进血液循环也有很大的益处。如果想要达到最佳效果，可以选择在适当锻炼后再泡个热水澡。

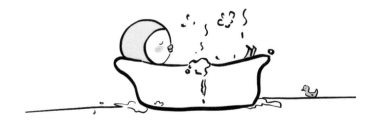

　　英国考文垂大学进行了一些有趣的研究。在一项临床试验中，一组实验参与者进行了30分钟从轻度到中等强度的脚踏车锻炼，另一组则需要在40℃的热水中盆浴30分钟，同时还有一组实验参与者，在完成脚踏车锻炼后，再进行30分钟的热水盆浴。所有的实验参与者都佩戴了动态检测设备。

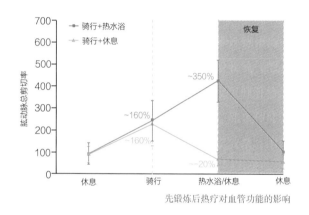

先锻炼后热疗对血管功能的影响

　　前两组实验参与者的肱动脉血流检测结果显示，30分钟的脚踏车锻炼会让更多的血液流入不断活动的肌肉中，从而增加血流速，同时，热水盆浴也能促进血液循环。并且，骑脚踏车和进行热水盆浴30分钟的实验参与者，在血液流速和血管大小的组合测量，即血流切率上有着相似的增加。所谓血流切率是指血液在动脉壁上的摩擦力比率。

　　除此之外，根据数据显示，在运动后继续进行热水浴，可以将血管功能进一步提升到350%，也就是说，适当运动之后再进行30分钟的热水盆浴，更有助于我们的血管功能。

多了解自己一点

血液微循环：指微动脉和微静脉之间的血液循环。血液循环最根本的功能是进行血液和组织之间的物质交换，这一功能就是在微循环部分实现的；作为机体与外界环境进行物质和气体交换的场所，微循环对维持组织细胞的新陈代谢和内环境稳态起着重要作用，单细胞生物可通过细胞膜进行物质交换，但哺乳动物只有肺泡和胃肠上皮细胞才能直接和外界环境进行物质交换，其他组织、细胞只能通过微循环来实现这一功能。

肾上腺髓质素（adrenomedulin, ADM）：血管平滑肌和内皮细胞可分泌ADM，血液中的ADM主要来源于血管内皮细胞。ADM主要以旁分泌方式直接调节血管平滑肌的张力，具有舒张血管、降低外周阻力、利尿、利钠等作用，还可抑制血管紧张素 II 和醛固酮的释放。目前 ADM 在高血压的发病和防治方面的作用越来越受到人们的重视。

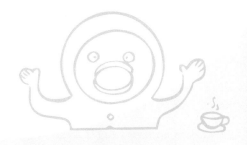

06

逆转年龄

纵观整个人类历史，虽然生老病死是难以避免的命运，但有些科学家真的相信，人类不仅可以延缓衰老，甚至还有可能逆转衰老的过程。

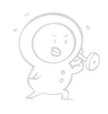

细胞年龄

逆转衰老的首要步骤之一，是想办法精准地测量衰老程度。确定生物衰老的衡量指标，在此基础上推进衰老研究的进步，可以缓解日益庞大的老年人群对多重病症和失去行动能力的担忧。目前最新的科学技术，可以从细胞层面进行这种测量。

史蒂夫·霍瓦特（Steve Horvath）教授是健康衰老科学研究的先驱。按照他的想法，在研究衰老前，人们首先需要了解什么是衰老。霍瓦特教授表示，衰老并不是一个简单的问题。大部分人认为"衰老"是指器官功能的下降或是细胞损伤的不断累积，但是"衰老"不只是年龄的增长，更是细胞深层次发生的变化，例如，有的人年纪很大但是身体非常健康，或者与此相反，有些人年纪轻轻但身体状况却很糟糕。由此，有学者提出了"细胞年龄"的概念。

霍瓦特教授开发了一种方法，可以根据细胞内DNA的状态判断人体的生物学年龄，从而验证各类抗衰老手段是否能从细胞层面为人体健康带来积极的影响。他把血液样本中DNA分子的化学变化比作"生锈"，DNA分子的特定部分"生锈"会更加严重，原因在于，随着年龄的增长，人体的保养机制会渐渐失效。而霍瓦特团队所做的，正是小心地追踪DNA的

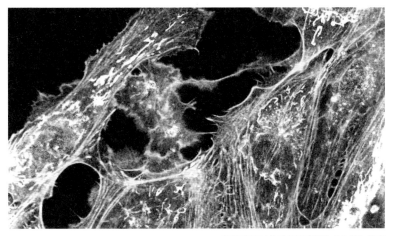

细胞内DNA分子的特定部分"生锈"状态

这些特殊变化。细胞内DNA状态的变化，可以说明
身体罹患年龄相关疾病的概率，根据这一指标，霍瓦
特团队可以更准确地判断人体的衰老程度。

霍瓦特教授分析了数百位测试者的血液样本，
计算了他们的生物年龄，并将之与实际年龄进行比
较，由此制作出了一张"表观遗传时钟生物年龄"与
实际年龄的对照图表。他指出，如果血液数据处于图
表中斜线的下方，就说明这个人的衰老速度要比同龄
人慢，如果在斜线上方，则说明这个人的衰老速度高
过同龄人。数据显示，莫斯利博士的生物年龄评估是
61岁，比实际年龄小4岁。

莫斯利博士认为，他的细胞之所以能够保持良
好的状态，要归功于他坚持骑自行车锻炼和保持健

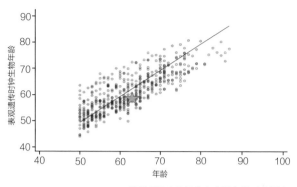

测试者的生物年龄与实际年龄对比图表
（绿色星星代表测试者）

康的饮食。来自身体的正向反馈，也让他更有动力继续保持良好的生活方式。为了延缓衰老，我们确实需要秉承多吃蔬菜、保持锻炼、禁止吸烟等朴素健康理念。

　　不过，霍瓦特教授这项研究的真正价值在于，科学家可以据此评估抗衰疗法的有效性，因为，有许多疗法已经投入应用了。

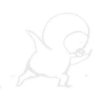

抑制炎症

在荷兰有一种略显极端与偏激的抗衰老疗法，但有证据表明，它的确对某些衰老性疾病的治疗有帮助，例如关节炎。

62岁的维姆·霍夫被人们称为"冰人"，他研究出了一套浸泡在冰水中同时控制呼吸的技巧，并坚称这种方法可以帮助人们保持年轻。他曾打破26项世界纪录，包括在冰水中浸泡时间最长的纪录，有来自新西兰、夏威夷、日本等地的人慕名前来向他学习。维姆表示，他的方法绝不只是锻炼耐寒能力："人们都觉得我疯了，我的确行为怪异，特立独行，但运用这种疗法之后，我从不生病。"

"冰人"维姆·霍夫

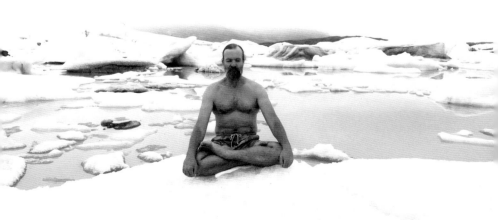

当地人汉克尝试了这种疗法。汉克曾是铁匠，双手就是他的工具，但是类风湿性关节炎使得他无法再从事之前的工作。类风湿性关节炎的发病原因是免疫系统过于活跃，因此细胞攻击人体组织，造成发炎。类风湿关节炎会损害关节囊的内层组织滑膜，同时，体内的免疫系统会错误地向关节内层释放抗体，破坏关节周围的组织，从而造成覆盖在关节上的细胞层（即滑膜）酸痛和红肿发炎。

因为药物已经无法缓解关节炎病痛，汉克开始尝试维姆的方法，浸泡在冰水中并配合维姆自创的呼吸法，保持深呼吸并间歇性地屏住呼吸，即维姆·霍夫呼吸法——强力呼吸（hyperventilation）后保持低肺容量情况下的自主屏息（breath-holds）并不断重复这一过程。汉克认为维姆的方法效果不错，在此之前，他每周都要注射类固醇药物和其他药物，而现在，他的用药频率下降到了每年一次。

马泰斯·科克斯（Matthijs Kox）教授在荷兰奈梅亨的拉德堡德大学医学中心工作，过去10年来，他一直在研究冷水浸泡和呼吸控制是否真的能减少炎症。他对维姆进行了研究。实验过程中，研究人员给维姆和其他健康的志愿者注射了一种细菌，维姆在测试中一直在使

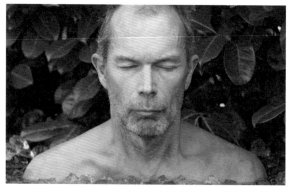

铁匠汉克浸泡在冰水中，同时保持深呼吸

用自己的呼吸法。最终结果显示，相较于其他受试者，维姆没有因为细菌而出现任何症状。

此外，科克斯教授还测试了引发炎症的蛋白质——白介素。结果显示，与没有接受过维姆训练方法的受试者相比，采用冷水呼吸法的实验对象体内的白介素水平更低，二者相差近60%。马泰斯指出，统计数据表明，这种差距不是巧合，维姆的呼吸法确实有效。为了验证这种方法是否可以对抗关节炎，科克斯教授又参与了一项研究。结果发现，在经过八周的训练后，参与者炎症的确有所缓解。

虽然目前该研究范围还很小，但这种方法或许对免疫系统过分活跃的患者有一定好处。科克斯教授指出，减弱炎症反应的原因不只有冰水，维姆·霍夫的呼吸法起到了很大的作用。在屏住呼吸时，身体会因缺氧感到危险，并做出应对，分泌出更多的肾上腺素，而这种应激激素的短期上升可以抑制炎症。

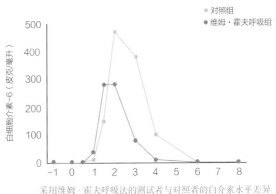

采用维姆·霍夫呼吸法的测试者与对照者的白介素水平差异

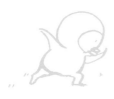

清除"僵尸细胞"

慢性炎症是许多常见衰老相关疾病的重要原因，比如糖尿病和癌症，所以学者一直在积极开展相关研究。一些科学家认为，研究的关键是在识别累积的破坏性细胞，这些衰老的细胞不肯轻易死亡，对身体造成了很大影响。

我们体内细胞所受的损伤每天都在增加，酒精、阳光、饮食中不好的成分都会损伤细胞。如果细胞承受的损伤过多，身体就会将其清除，但有些细胞"拒绝"死亡，就好像僵尸一样，它们被称为"衰老细胞"。

分子科学家彼得·德库伊泽（Peter de Keizer）教授是研究衰老但不凋亡细胞的专家。他指出，衰老细胞其实非常活跃，它们会向周围发出各种类型的求救信号，如果长期存在于身体中，对人体危害很大；同时，衰老细胞也会在身体内四处游荡，不断发出请求清除的信号，随着时间的推移，会引发人体各处的炎症。这种炎症是衰老的典型特征，因此又称为"炎症性衰老"，能够引发慢性肾病和骨关节炎等疾病。

德库伊泽教授和他在荷兰的乌特勒支大学医学中心的团队正在研究一种可以清除衰老细胞的新药物。这种药物的作用靶点是P53，这是我们体内一种非常重要的蛋白，被誉为"基因组的卫士"，它可以决定让受损细胞死去还是保持活性并加以修复，又或是转变为另一种问题较少的细胞类型，具体而言，如果DNA可以修复，P53就会激活其他基因来修复损伤；如果DNA不能修复，P53就会阻止细胞分裂，并向细胞发出信号，令其凋亡。

但是，随着我们年龄的增长，P53发出的指令开始逐渐混乱，一些细胞因此没有被杀死和清除，反而保留了下来，比如右页图中拉长的衰老细胞。德库伊泽教授团队研发出了一种化合物，可以强迫P53蛋白杀死衰老细胞，

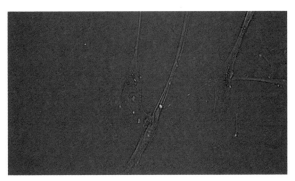

拉长的衰老细胞

如下图中绿色的点就是被药物成功杀死的衰老细胞。

　　研究团队首先在年老的小鼠身上做了测试，取得了非常出色的结果。治疗之前的小鼠很虚弱，身体蜷缩并且出现严重脱毛。经过三周的治疗，小鼠的毛发明显要比之前浓密，器官功能也得到了改善；血液检测结果也显示，其体内的"僵尸细胞"数量有所减少。这说明，该项治疗措施可能会使衰弱小鼠的身体恢复健康。

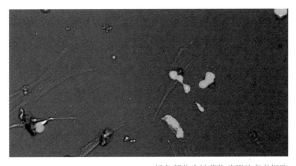

绿色部分为被药物杀死的衰老细胞

　　目前，德库伊泽教授的团队正在研究能否借助这种药物促使P53杀死癌细胞，同时，学者也希望未来可以用它抑制人体的炎症反应。

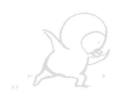

延长端粒

　　沙伊·埃弗拉蒂（Shai Efrati）教授是以色列潜水及高压医学学会主席，同时也是一位顶尖抗衰老科学家。他一直在思考不同的潜水方式在潜水时带来的生理机能变化。经过20年的研究，他找到了一种不错的方法来逆转人体生理上的衰老——高压氧疗。

　　潜水时，人体要承受海水中极高的压力，这是埃弗拉蒂教授研究内容的关键所在。他指出，人在潜水时，每下潜10米，就相当于多承受一个大气压，这种压力的增加会极大地影响身体吸收氧气的方式。此外，潜水时，人体肺部的压力会增加，极大地增强了肺脏将气体送入血液和人体组织的力量。如果输送的气体是氧气，那么肺部就可以将更多的氧气送入人体组织，这会产生惊人的生物学效果，因为氧气

沙伊·埃弗拉蒂正在潜水

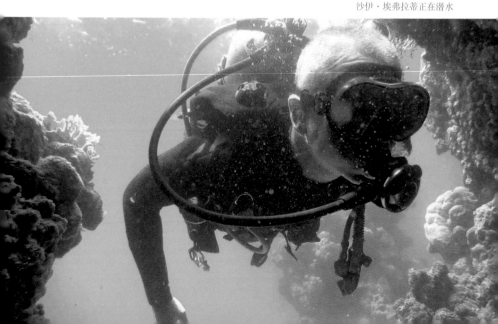

可以转化为活性氧（ROS），可以生成新的人体组织，从细胞层面提高人体的功能。

埃弗拉蒂教授的研究实验室位于以色列的特拉维夫，它是全球规模最大的高压氧疗中心，目前用于帮助患者治疗新冠后遗症、中风等多种疾病。但是，埃弗拉蒂教授的最新研究旨在探讨这种疗法能否逆转细胞的衰老。

埃弗拉蒂教授解释道："我们很难带大家以安全的方式去潜水，所以我们在治疗中心提取出了潜水过程的元素，包括压力的变化、氧气的变化，以完全可控的方式重现。"

当治疗中心内的压力增大一倍时，模拟的是下潜到10米时的压力环境。此时，体验者会出现压力效应，例如感觉"有点怪"，耳朵的感觉也会非常强烈，需要每隔5秒调整一下耳压。体验者会戴上供氧设备，呼吸纯氧气，由于肺部和动脉受到压力作用，所以更多的氧气会被送入体内的血液和人体组织，体验者体内的氧气量可以增加到原来的17倍。一般而言，高压氧舱中的气压比正常气压高2到3倍，在这种情况下，人体肺部可以吸入的氧气量比正常气压条件下呼吸纯氧时吸入的氧气量更多，有助于促进脑部受损组织的再生。

　　高压氧疗法的第一步是大幅提高血液中的氧气水平；第二步则是关闭设备，降低氧气水平，将大气压调回至原来的大气压强。当体验者脱下面罩时，体内氧气水平恢复正常，但是由于氧气变化幅度很大（血液内氧气量大幅下降），身体会出现极度缺氧下的反应，例如兴奋、头晕等。值得注意的是，这种从高压状态回到正常状态的周身压力变化情况是可控的，不会给身体带来缺氧损害，因为体验者本身并没有真正进入缺氧环境，只是身体感知到了缺氧的体验，也就是说，在避免缺氧危害的情况下，调整身体承受的压力。

　　这正是埃弗拉蒂教授想要达到的效果，因为这可以激发人体的修复作用，具体来说，这种修复发生在所谓的"端粒"部分。他指出，诸多

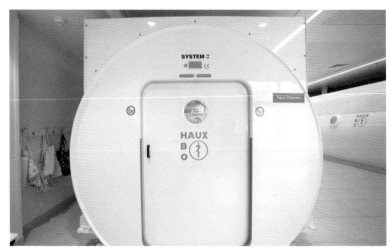

高压氧疗舱

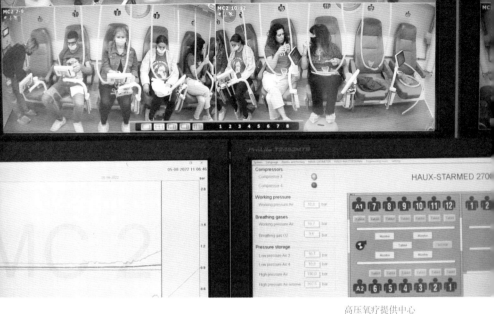

高压氧疗提供中心

学者围绕端粒所进行的所有研究，都是为了逆转衰老现象。

端粒，是存在于每条染色体两端的特定DNA蛋白质结构，可以避免基因组出现核分解降解及不必要的重组、修复和染色体融合。因此，端粒在保存人体基因组的信息方面发挥着至关重要的作用。

简单而言，人体内的很多细胞都会不断分裂，来替代日常生活中受损的那些细胞，但每次分裂之后，新细胞中的DNA都会有一小部分的损失，为避免丢失重要的基因信息，DNA末端会有一截不含信息的序列，这就是"端粒"。形象地说，端粒有点像蕾丝花边末端的塑料，每次分裂过后，端粒就会变短，直到细胞最终不能再分裂。

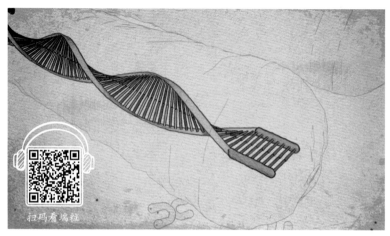

扫码看端粒

端粒

　　端粒的存在是为了保护DNA，但每次细胞发生分裂，端粒就会变短，它们一次次遭受打击，越来越短，直到细胞认为再分裂会使自身承受太高风险而终止分裂。短端粒可以作为"老化"细胞的判断标准，在这种状态下，人体更容易患病，比如老年痴呆症、心血管疾病或癌症。埃弗拉蒂教授认为，高压疗法可以修复端粒，体验者在高压氧舱中经历的气压变化是为了刺激体内的酶去拉长端粒，从细胞层面实现"逆生长"，使细胞变得更年轻。

　　埃弗拉蒂教授邀请了35名老年志愿者，采用这种疗法进行临床试验，结论出人意料。志愿者体内的端粒在接受高压氧舱疗法前后发生了巨大变化，端粒长度增加了38%。同时，在测量的所有细胞中，端粒平均延长了20%。

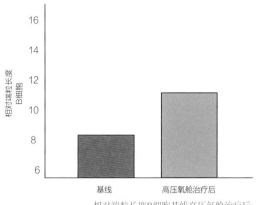

相对端粒长度B细胞基线高压氧舱治疗后

埃弗拉蒂教授认为，这种修复（即端粒长度的延长）就是细胞层面的时光倒流。同时他表示，这是第一次发现人类真的可以逆转人体的生理老化过程。

需要说明的是，这次研究仅针对免疫细胞，而免疫细胞的端粒长度本身就比其他细胞更容易上下浮动。

延长细胞寿命产生的长期影响目前尚不清楚，因此，现在就断定这种疗法可以逆转衰老过程也为时过早。但这项研究的确产生了令人振奋的结果，或许，若干年后，我们也可以到本地的高压氧舱去享受一次细胞养护服务。

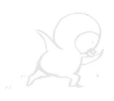

引导细胞"自噬"

现代抗衰研究通常都在尖端实验室中进行，但回顾历史或许也能帮我们学到有关健康老去的新知识。在景色宜人的希腊北部奥林波斯，当地延续1700多年的生活方式——间歇性禁食，近年来引起了科学界的极大关注，被认为可以让人体重新焕发活力！

斯皮罗斯·卡拉斯（Spiros Karras）博士受到间歇性禁食效果的启发，决定对当地修道士进行健康测试，以了解禁食带来的影响。禁食是当地修道院生活的重要组成部分，除了宗教节日之外，修道士们每周一、周三和周五也会禁食，相当于他们每年有半年多的时间都在限制食量。

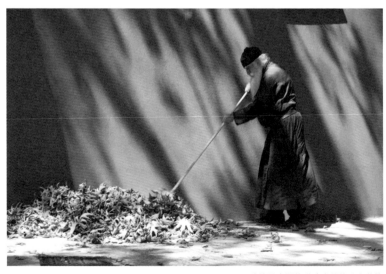

狄俄尼索斯修道院中的修士在劳作

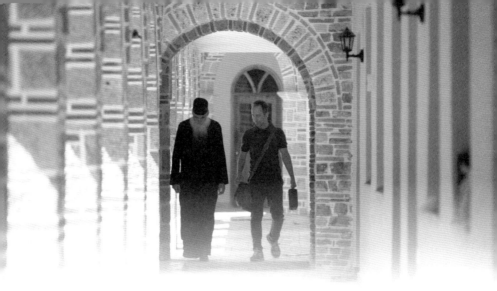

　　在一次临床试验中，卡拉斯博士分别测量了70位修道士在禁食之前、期间和之后的主要健康指标。其中，他最感兴趣的是心脏病的致病因素，包括胆固醇和中性脂肪等。结果显示，修道士的健康指标水平非常理想，处于大部分人同龄人都达不到的状态。虽然还没有进行大规模随机对照实验来检验间歇性禁食与心血管表现之间的关系，但目前的人类研究结果表明，这种饮食习惯有助于控制体重、避免高血压、血脂异常情况和糖尿病，从而降低心血管疾病发生的风险。

　　间歇性禁食后，身体减少了热量摄入，不再消耗糖分，转而消耗脂肪作为主要的能量来源。有研究证据显示，间歇性而非常年的热量摄入限制模式，在限制饮食期间和非限制饮食期间都可以减少卡路里的吸收量。

不仅如此，减少身体的热量摄入还有另外一个好处——随着年龄增长，我们的细胞内部会积累一定量的垃圾，减少食物摄入量，可以促使细胞开始"自噬"。所谓"自噬"，是一种发生在生物体内细胞水平的自然再生过程，可以减少有机体罹患某些疾病的概率并延长寿命。细胞自噬有助于分解掉垃圾，可以促使身体修复日常生活中生物力学作用和解毒过程产生的损伤，从而变得更年轻。

科学界的这些研究都清晰地指向一个事实：间歇性禁食或许可以帮我们延长寿命并提高健康水平。但限制摄入的热量并不容易，如果方法不对，很容易造成关键营养成分摄入不足，而且很难坚持。因此，科学家们希望能用一种药物来代替禁食过程——雷帕霉素。

这项研究最先在犬类中展开——狗的衰老速度大概是人类的7倍，如果雷帕霉素真的能影响衰老进程，研究者就可以开展实际临床研

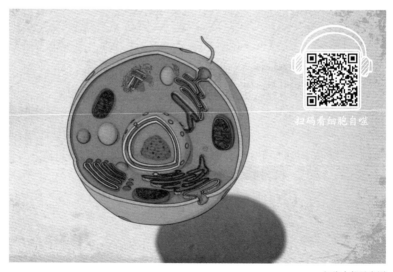

扫码看细胞自噬

细胞内部示意图

究，并在合理的时间跨度内观察整个过程。

　　13岁的宠物犬贝尔和另外580只老年犬共同参加了一项临床试验，以检验雷帕霉素是否能清除细胞内的有害成分，取得和禁食类似的效果。雷帕霉素是一种免疫抑制类药物，已分别于1999年和2000年得到美国食品药品监督管理局（FDA）和欧洲药品管理局（EMA）的批准，作为肾移植患者的免疫抑制剂，主要作用是帮助器官移植患者避免排斥反应。

　　来自华盛顿大学的马特·克博林（Matt Kaeberlein）教授是该研究的主要研究者，他认为雷帕霉素对延长寿命也有帮助。"我们在实验室中研究的每一种生物体，只要服用了雷帕霉素，寿命都会比较长，而且衰老过程似乎真的慢下来了，"马特分享道，"雷帕霉素可以改善心脏功能，也可以提升大脑功能，还可以改善免疫系统功能。"

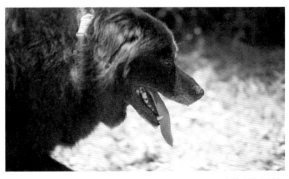

13岁的宠物犬贝尔

在这项针对宠物犬的临床试验中，美国各地的宠物医院负责对宠物进行评估，并为它们提供药物。13岁的贝尔年纪很大了，这个年纪的宠物犬通常心脏会出现变化，研究人员需要排除所有异常情况——为此他们检测了贝尔的心脏情况和主动脉血流速度，以确认贝尔是否能参加几年后出结果的大型临床试验。

在宠物狗服用雷帕霉素之前和服用10周之后，医生检查了它们的心脏功能，以此作为健康老去的一个重要指标。结果显示，在检测的三种身体机能指标中，服用过雷帕霉素药物的宠物狗，有两种指标比对照组的宠物狗更出色。

雷帕霉素能够增强心脏功能，是因为它可以触发身体的细胞清理过程，即"自噬"。人体中的mTor蛋白在细胞的环境感知方面发挥着关键作用，尤其是在感知周围环境中可用的营养成分方面。雷帕霉素可以抑制mTor蛋白，让细胞和生物体（organism）认为周围的食物数量有限，从而增强身体的自噬功能并且抑制免疫系统，使其不会攻击自身而引发炎症。这一过程与禁食对身体的影响颇为相似。

虽然雷帕霉素或许并不能完全模拟真正的禁食过程，二者对许多通路和过程的实际影响存在很大差异，但多篇研究报告显示，禁食可以减少大脑、脂肪组织、肠道和骨骼肌中的mTor信号，而雷帕霉素也可以抑制mTor蛋白。

克博林教授希望这种"禁食假象"可以帮助预防血脂堵塞动脉，同时还可以清除细胞中的垃圾，抑制慢性炎症，帮助缓解心脏病。

克博林教授表示，这次宠物犬的临床试验将在未来提供更多重要

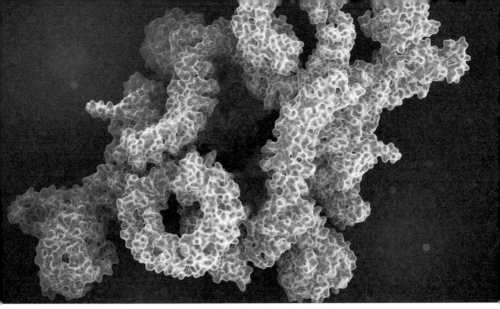

mTor蛋白

数据来证明雷帕霉素的有效程度，更重要的是，能否达到延缓与衰老相关的一些身体变化以及提升身体机能的效果。如果可以通过片剂达到这种效果，那么这种药物将来或许能够在宠物犬中得到广泛使用，甚至在未来能够为人类服务。

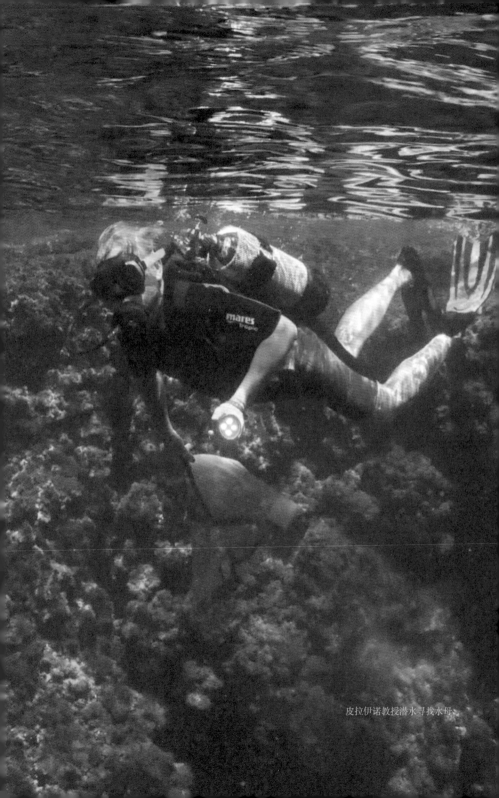

皮拉伊诺教授潜水寻找水母。

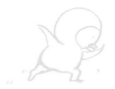

来自水母的启示

如果你认为通过服用药物来得到类似禁食效果的想法有些不可思议，那么接下来这种疗法简直就像是天方夜谭。

萨兰托大学的生物学家从存活了6亿年的海洋生物——水母身上得到了启示，他认为，我们可以重新调整细胞状态，使之恢复年轻活力。这种为斯特凡诺·皮拉伊诺（Stefano Piraino）教授提供灵感的特别生物就是道恩灯塔水母。

道恩灯塔水母体型极小，宽度和高度不超过4.5毫米，如果不借助显微镜，很难用肉眼看到。和其他水母一样，道恩灯塔水母在生命初期的幼虫阶段可以自由漂浮。它会找到坚硬的表面，比如岩石或贝壳，然后附着其上，逐渐生长成形似植物的分枝状水螅，像是白色丝团。此后，这些水螅体会慢慢发育成熟，变成伞状的成年水母，被称为"水母体"。

然而，道恩灯塔水母与其他水母的相同点就到此为止了。它是目前已知唯一能够通过形态再生，即从成年水母阶段倒退回幼年珊瑚虫阶段来逆转生命周期的多细胞动物——就像是从蝴蝶重新退回到毛毛虫的状态。通过逆转自己的生命进程，这种水母可以实现"长生不死"，因此被称为"永生水母"。

道恩灯塔水母在受到压力作用、出现损伤、经历饥饿乃至衰老时，不会死亡，反而会做出惊人之举：水母体以某种方式自行收缩，缩小自身体积、缩短触手长度，失去游动能力，逐渐变成一个细胞球，即重新变回水螅体的状态，然后沉落到海底。通过这种生命周期的逆转，道恩灯塔水母有效地避免了自身因物理损伤、不良环境条件或衰老而死亡。等到周围环境改善后，水螅体会再次生长，变为成熟的水母。根据以往的记录，这种"逆转"的次数可高达10次。

或许听起来有些不可思议，但是最近科学家发现，人类的细胞或许也可以完成类似的转变。英国剑桥一所大学的研究表明，我们或许可以实现细胞逆转的设想。来自巴布拉汉姆研究所的遗传学家沃尔夫·赖克（Wolf Reik）教授是这项研究的主要负责人。人类衰老过程中的长皱纹、头发变白等看起来不可逆的变化引起了赖克教授团队的兴趣。他们开始探索"我们可以逆转时光吗?"并给出了肯定答案。

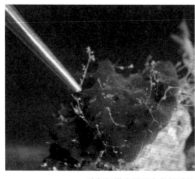

幼年灯塔水母呈白色触手状

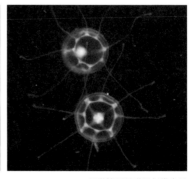

显微镜下的道恩灯塔水母

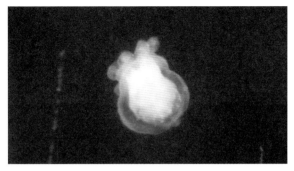

扫码看水母
"逆转时光"

缩小的道恩灯塔水母

赖克教授的实验室正在研究被称为"细胞重编程"的技术，这项技术可以让细胞有显著的改善——回到更早期的发育阶段。

随着我们逐渐老去，DNA中那些指示年轻细胞生长的部分逐渐失去效用，最终"停摆"，例如皮肤细胞，随着年龄增长，我们的皮肤厚度会变薄，弹性变差，还会失去一部分起保护作用的脂肪层，皱纹也更多了，这是因为皮肤细胞变脆弱了。

皮肤中的胶原蛋白有助于伤口愈合，也是年轻肌肤保持弹性的重要原因。为了直观地呈现年轻人与老年人皮肤细胞中胶原蛋白的区别，研究人员将其标记成红色。通过对不同年龄段受试人群的皮肤细胞检测，可以看到，20岁的年轻人皮肤细胞产生了大量的胶原蛋白，而50岁受试人群的皮肤细胞样本中，胶原蛋白则很少。

之后，研究团队对50岁测试者的皮肤细胞进行了"改造"。研究人员在细胞中添加了"山中因子"——

一组蛋白质转录因子，这种因子可以诱导细胞再次激活DNA中那些恢复活力的序列，能够将体细胞从终末分化状态转化为胚胎状态。简单来说，它可以帮助细胞再次回到早期发育阶段的状态。从发育学的角度来讲，这就是研究人员将成年细胞还原为干细胞的方法。

经过向老年皮肤细胞中添加"山中因子"，研究人员有了令人惊喜的发现：皮肤细胞产生的胶原蛋白量有了大幅提升，老龄组的细胞表现恢复到了20岁年轻人的水平。

"我所做的是恢复细胞活力，我们应该可以改善细胞功能。例如，这些是取自皮肤的活细，"研究人员分享道，"如果我们能改善这些细胞

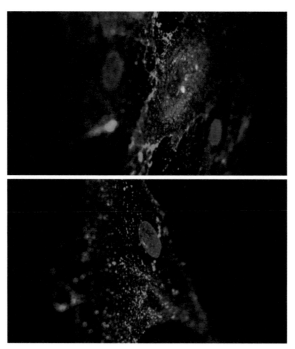

图中红色标记为皮肤细胞中的胶原蛋白，上图为20岁受试者的检测结果，下图为50岁受试者的检测结果

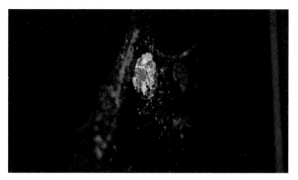

经过"改造"后的老年人皮肤细胞检测图

的功能，它们应该能帮助提升皮肤的功能性或帮助伤口愈合。例如，如果你被割伤了，有了活性细胞的帮助，伤口会愈合得更快。"

虽然这项研究仍然停留在实验室阶段，但实验结果令团队非常振奋，赖克教授认为这项研究拥有巨大的潜力。除了皮肤细胞以外，团队也在尝试很多其他类型的细胞，以相同的方式让它们恢复活力。"我们可以考虑将其应用到胰腺，思考糖尿病的治疗，还可以思考应对心脏和大脑的问题，"赖克教授表示，"从目前阶段来看，我们的确可以让人类的细胞恢复青春。"

对人体进行"细胞重编程"，或许还要过几年才能实现，但正在进行的高压氧气疗法试验和一些前沿药品的研究，都有可能帮助我们延长寿命，保持身体的健康状态。衰老可以说是医药行业研究的终极课题。也许，青春的源泉离我们并不遥远。

图书在版编目（CIP）数据

不可思议的人类：21件小事逆转衰老 / 咪咕著. —
北京：中国轻工业出版社，2024.5
ISBN 978-7-5184-4693-3

Ⅰ.①不⋯　Ⅱ.①咪⋯　Ⅲ.①长寿－保健－基本知识
Ⅳ.①R161.7

中国国家版本馆 CIP 数据核字（2024）第 014084 号

责任编辑：杨　迪　　　　责任终审：高惠京　　　　设计制作：锋尚设计
策划编辑：张　弘　杨　迪　责任校对：朱　慧　朱燕春　责任监印：张京华

出版发行：中国轻工业出版社（北京鲁谷东街5号，邮编：100040）

印　　刷：北京雅昌艺术印刷有限公司

经　　销：各地新华书店

版　　次：2024年5月第1版第1次印刷

开　　本：889×1194　1/32　印张：6

字　　数：300千字

书　　号：ISBN 978-7-5184-4693-3　定价：98.00元

邮购电话：010-85119873

发行电话：010-85119832　010-85119912

网　　址：http://www.chlip.com.cn

Email：club@chlip.com.cn